SER MAMÁ:
EL ANTES
Y EL DESPUÉS

Dr. Eduard ESTIVILL
Dr. Gonzalo PIN
Dr. Carlos SALVADOR

SER MAMÁ: EL ANTES Y EL DESPUÉS

Guía para una maternidad feliz

PLAZA JANÉS

Primera edición: marzo, 2017

© 2017, Eduard Estivill
© 2017, Penguin Random House Grupo Editorial, S. A. U.
Travessera de Gràcia, 47-49. 08021 Barcelona

Escrito en colaboración con Gonzalo Pin y Carlos Salvador

Printed in Spain – Impreso en España

ISBN: 978-84-01-01675-2
Depósito legal: B-452-2017

Compuesto en Anglofort, S. A.

Impreso en Limpergraf
Barberà del Vallès (Barcelona)

L016752

Penguin
Random House
Grupo Editorial

*A todas las mujeres y hombres que, pacientemente,
quieren ser madres y padres*

Eduard Estivill

*A todas las madres que durante estos treinta años,
con su confianza, me han enseñado
a ser mejor médico y persona*

Gonzalo Pin

A mis hijos Borja, Julio, Carlos Ignacio, Javier e Inés

Carlos Salvador

ÍNDICE

SEGUNDA PARTE
100 DÍAS DESPUÉS

AGRADECIMIENTOS

A mis admirados colegas el doctor Carlos Salvador y el doctor Gonzalo Pin por comprometerse en este proyecto.

EDUARD ESTIVILL

Mi enorme agradecimiento a mi familia, María Dolores, Gala y Gonzalo, por el tiempo que les robé y a mis enormes compañeros de aventura.

GONZALO PIN

Gracias a Eduard y a Gonzalo por aceptarme en este viaje.

CARLOS SALVADOR

PRÓLOGO

En este momento te encuentras con toda probabilidad ante los meses más emocionantes de tu vida, aunque también en una etapa llena de dudas y de temores.

Una madre que trabaja apenas dispone de tiempo para informarse correctamente sobre lo que sucede durante los 100 días antes y los 100 días después del parto, y no ayudan a esa labor el torrente de páginas engañosas que aparecen en internet, en las que se habla de cómo debe cuidarse una embarazada, qué tipos de parto hay y de la relación de la madre con su bebé en las primeras semanas.

Conviene recordar que internet no es un foro científico, sino un océano incontrolable de datos en el que todo el mundo puede opinar, aunque carezca de la formación adecuada para abordar el tema. Por ejemplo, personas que no son médicos se atreven a recomendar el parto natural en casa, sin precisar los riesgos que comporta para la madre y el futuro bebé.

Lo mismo puede decirse de temas de frecuente discusión como el colecho o la duración de la lactancia materna.

Debemos tener muy presente que internet solo contiene opiniones. Y las hay de todo tipo.

Como contrapunto a tanta desinformación, te ofrecemos los da-

tos científicos que existen sobre las diferentes cuestiones que preo-
cupan a los padres, y lo hacemos de forma clara, concisa y breve,
para que entiendas fácilmente todo lo que necesitas saber cuando
emprendas esta feliz aventura.

En este libro, colaboro con los prestigiosos doctores Carlos Salvador, ginecólogo, y Gonzalo Pin, pediatra, ambos con más de veinticinco años de experiencia médica y que han seguido miles de embarazos, participado en múltiples partos y examinado a cientos de
neonatos, además de ser profesionales reconocidos por sus grandes conocimientos científicos dentro de las diferentes sociedades
médicas.

Tu salud y la de tu bebé están en las mejores manos.

¡Feliz camino a la maternidad!

Doctor Eduard Estivill

PRIMERA PARTE

100 DÍAS ANTES

Felicidades, mamá: has llegado a la última etapa del embarazo, y dentro de unos cien días por fin podrás abrazar al hijo que con tanta ilusión estás esperando.

En esta fase tu embarazo es mucho más evidente: el volumen de tu barriga va en aumento, a la par que las molestias que pueda ocasionarte.

Por otra parte, tu bebé no deja de crecer y de moverse en tu vientre, al tiempo que se prepara para el tan esperado (y muchas veces temido por las madres) momento del parto.

Además, a partir de ahora, compaginar el embarazo con el mundo laboral puede resultarte bastante más complicado, sobre todo dependiendo de la profesión que ejerzas. Y tanto tú como tu pareja deberéis adaptaros a esta nueva situación, principalmente si sois padres primerizos.

Así que, con tantos cambios que se te vienen encima y de los que hablaremos en los siguientes capítulos, lo más importante es que en estos momentos te sientas lo más tranquila y cómoda posible y que reserves tus fuerzas para el momento del parto y para los días posteriores, que pueden llegar a ser muy agotadores.

1

¿CÓMO EVOLUCIONA EL FUTURO BEBÉ?

Tu ginecólogo ha descartado ya algunos problemas que podrían haber surgido (por ejemplo, incompatibilidad de Rh o de cualquier otra alteración cromosómica) gracias a la amniocentesis o a la biopsia de corion. Después de tantos meses formándose, tu hijo se prepara ahora para el gran momento del nacimiento. Veamos cómo irá evolucionando durante estas últimas semanas.

SEMANAS 27 A 28

- Medida: pasará de 34 a 38 cm aproximadamente.
- Peso: pasará de 800 a 1.000 g aproximadamente.

Debido a la falta de tejido graso (que aparecerá más adelante), la piel aún está algo distendida, es todavía muy transparente y tiene un tono rojizo por las venas y arterias que están desarrollándose. Su cara está prácticamente definida, con cejas y pestañas, y empieza a abrir los ojos; hasta este momento, los párpados estaban fusionados para facilitar el correcto desarrollo de la retina. También los pulmones se han desarrollado mucho, aunque aún no son capaces de enviar el oxígeno necesario a la sangre y de expulsar el dióxido de carbono; sin embargo, el feto empieza a practicar unos movimientos parecidos a la respiración que, en ocasiones, pueden provocarle hipo.

SEMANAS 29 A 32

- Medida: pasará de 38 a 42 cm aproximadamente.
- Peso: pasará de 1.000 a 1.900 g aproximadamente.

En esta etapa, empieza a acumular tejido graso bajo la piel, por lo que su peso aumenta notablemente, aunque ya no crecerá mucho más. Parpadea, tose y comienza a desarrollar el reflejo de succión. Sus pulmones (aunque no del todo maduros) están más desarrollados. El cerebro evoluciona con rapidez creando trillones de conexiones cerebrales, y, como este ya es capaz de generar calor (gracias también al tejido graso acumulado), gran parte del vello fino que recubría el cuerpo del feto para mantenerlo caliente, desaparece.

Ya pueden diferenciarse mucho más claramente las fases de vigilia y de sueño. Este último se divide entre sueño tranquilo (movimientos lentos y esporádicos) y sueño activo (movimientos rápidos y frecuentes). También se ha comprobado que hacia la semana 30 el feto ya sueña y alcanza un estado parecido al sueño REM de los adultos.

SEMANAS 33 A 36

- Medida: pasará de 42 a 45 cm aproximadamente.
- Peso: pasará de 1.900 a 2.500 g aproximadamente.

Como puedes ver, ha crecido mucho, por lo que notarás que se mueve menos, puesto que tiene poco espacio.

La piel ya no es transparente gracias al tejido graso que ha ido acumulando, y está recubierta por una grasa llamada «vérnix caseoso» y por un vello fino denominado «lanugo» que protegen la delicada piel del feto del líquido amniótico. Está mucho más entrenado para tragar, respirar y succionar (de hecho, ya se chupa el pulgar). Su cabeza pesa cada vez más debido a que el desarrollo cerebral sigue evolucionando rápidamente y aparecen las uñas.

También sigue desarrollándose el sistema inmunitario, al tiempo que numerosos anticuerpos de la madre pasan al futuro bebé; todo ello lo protegerá al nacer.

En la mayoría de los casos, al final de esta etapa empieza a colocarse cabeza abajo.

Y, si es un niño, es muy probable que los testículos hayan descendido del abdomen al escroto.

Además, ya empieza a entrenar la vejiga ingiriendo unos tres litros de líquido amniótico diarios que elimina por la orina.

SEMANAS 37 A 40

- Medida: pasará de 45 a 53 cm aproximadamente.
- Peso: pasará de 2.500 a 3.200 o 3.600 g aproximadamente.

Hacia la semana 37, el feto ya está del todo formado, y durante esta etapa crece un poco más y aumenta también de peso, mientras sigue practicando la respiración, inhalando y exhalando líquido amniótico, para preparar los pulmones. El desarrollo del cerebro sigue evolucionando rápidamente.

Hacia la semana 39 su cabeza ya está encajada en la pelvis materna, aunque es posible que algunos fetos decidan quedarse un tiempo más en el vientre de la madre. En este caso, es el ginecólogo quien determine el momento de su presentación en sociedad.

LOS CINCO SENTIDOS

Está comprobado que los sentidos empiezan a desarrollarse dentro del útero: el feto ya distingue algunos cambios de luz y sonidos, aunque estos le llegan más bien como un susurro y distorsionados. Muchos especialistas están convencidos de que hablar al futuro bebé o ponerle música no despierta en ellos ningún tipo de reacción. De hecho, se han realizado varios estudios sobre el sentido del oído aplicando altavoces a gran volumen cerca del feto sin ninguna reacción por parte de este; únicamente aplicando un dispositivo dentro de la vagina se han obtenido resultados positivos.

El sabor del líquido amniótico varía según lo que coma la madre. El feto ya distingue los distintos sabores; por ejemplo, podría tener hipo como reacción a un sabor picante. También el sentido del olfato está desarrollado, ya que necesita poder reconocer el olor de la leche materna al poco de nacer.

¿Y el tacto? Aunque es evidente que aún no podemos acariciarlo, sí notará (sobre todo a medida que tenga menos espacio) las ligeras presiones que ejerzas sobre tu vientre.

2

¿CUÁLES SON LOS CAMBIOS FÍSICOS EN LA MADRE?

El útero empieza a crecer desde el principio del embarazo, pero en esta etapa se extiende mucho más, por lo que el estómago, los intestinos y la vesícula disponen de mucho menos espacio y la pared abdominal se distiende. El tronco se arquea y los hombros tiran hacia atrás para compensar el peso del abdomen.

También los senos empiezan a crecer, ya que están preparándose para la lactancia.

En esta etapa, se ganan unos 5,5 kilos de media: de 3 a 3,5 corresponden al peso del feto, entre 0,5 y 1 kilo a la placenta y 1 kilo más se debe al líquido amniótico y a la sangre.

El oscurecimiento de la línea alba (que va del esternón al pubis) se hace más visible, debido a la hiperpigmentación de la piel.

Por todo ello, se experimentan algunas molestias que pueden llegar a ser bastante dolorosas. A continuación, enumeramos las más frecuentes, acompañadas de algunos consejos a fin de evitarlas o, al menos, de atenuarlas. También, en siguientes capítulos, ofreceremos más consejos que pueden serte útiles.

Y, evidentemente, en el caso de que estas molestias sean demasiado dolorosas o persistentes, siempre hay que consultar con el médico.

Suelen aparecer al final del día y normalmente son debidos a algún exceso físico (caminar mucho rato o demasiado deprisa, haber tenido un día muy activo, etc.).

La presión pélvica va aumentando a medida que el embarazo evoluciona.

ALGUNOS CONSEJOS

No realices esfuerzos excesivos, descansa y procura relajarte.

DOLORES DE ESPALDA

La gran distensión del abdomen provoca cambios en la posición corporal (los hombros tiran hacia atrás), y el centro de gravedad (situado en la vértebra dorsal número 9) tiene que desplazarse para poder mantener el equilibrio estando de pie. Debido a estos cambios, son muchas las molestias en la zona de la columna vertebral, aunque la lumbalgia es la más frecuente. También se puede sufrir ciática (a causa de la presión que el peso del abdomen ejerce sobre el nervio ciático), y, aunque no es tan frecuente como la lumbalgia, sí es muy dolorosa, ya que afecta al sistema nervioso simpático, provocando un dolor punzante que empieza en los glúteos y que puede llegar hasta el pie.

En general, estas molestias aumentan a medida que el feto se desarrolla (con el consiguiente crecimiento abdominal), y pueden durar hasta después del parto.

- Como prevención, lo ideal es que practiques natación. Cuando flotamos sobre el agua el cuerpo pesa menos, por lo que te sentirás más ligera y al mismo tiempo se activará tu circulación sanguínea.
- Son muy aconsejables la osteopatía o la fisioterapia.
- Puedes aliviar el dolor poniendo una bolsa de agua caliente sobre la zona dolorida; también es recomendable hacer balanceos pélvicos y estiramientos.
- Llevar zapatos cómodos y no permanecer mucho rato de pie o sentada en la misma posición alivia las molestias; de hecho, por cada hora que estás sentada o de pie, deberías caminar durante 10 minutos.

PICOR EN EL ABDOMEN

El picor se debe a que la piel, al tensarse a medida que el abdomen crece, se vuelve más seca.

ALGUNOS CONSEJOS

Aplícate crema hidratante o algún aceite vegetal sin aroma (por ejemplo, aceite de almendras dulces) tantas veces como quieras. Esto también vale para cualquier zona del cuerpo que necesite hidratación.

ESTREÑIMIENTO

Durante el embarazo, el intestino grueso se relaja, lo que permite que los alimentos permanezcan más tiempo en el sistema digestivo y que gran parte de los nutrientes lleguen al feto. Asimismo, la expansión del útero presiona los intestinos, por lo que la actividad de estos se ralentiza y provoca estreñimiento.

ALGUNOS CONSEJOS

- Sigue una dieta rica en fibra.
- Evita alimentos refinados (pan, bollería, arroz blanco, etc.).
- Ingiere gran cantidad de líquidos (agua y zumos de frutas o verduras). Puedes utilizar algún laxante natural (por ejemplo, supositorios de glicerina) siempre y cuando sean prescritos por el médico.

Es probable que el estreñimiento perdure durante el parto o aparezca después, así que volveremos a hablar de él en el capítulo 25, «¿Cuáles son las principales molestias de la madre tras el parto?».

HEMORROIDES

Las hemorroides aparecen generalmente hacia el final del embarazo debido al estreñimiento, a la presión del útero y al aumento de la presión sanguínea en la zona pélvica.

Las hemorroides son dilataciones varicosas de las venas del recto o del ano; de hecho, toda la zona perineal tiene tendencia a que se formen varices, por lo que también pueden aparecer varices vulvares.

Si sufres de hemorroides durante esta etapa, seguirás padeciéndolas después del parto, así que también es conveniente que leas el capítulo 25, «¿Cuáles son las principales molestias de la madre tras el parto?».

VARICES EN LAS PIERNAS

Existe cierta predisposición genética a sufrirlas, aunque también aparecen por la presión de los vasos sanguíneos debido a la cantidad extra de sangre. Por otro lado, el volumen de la barriga entorpece la circulación de la sangre, que no sube hacia el hígado con la misma facilidad que antes del embarazo. Las venas varicosas no siempre causan molestias, pero, cuando eso ocurre, producen picores, ardores o dolor.

- No estés mucho rato de pie o sentada (sobre todo, evita cruzar las piernas).
- Lleva medias o calcetines elásticos y ropa que facilite la circulación de la sangre (no te pongas cinturones demasiado ceñidos o pantalones muy estrechos). Para ayudar a mantener la elasticidad de los vasos sanguíneos, puedes incluir alimentos ricos en vitamina C.

ESTRÍAS

Aunque son más frecuentes en mujeres con pérdida de elasticidad en la piel, es muy difícil impedir que aparezcan, al menos, unas cuantas.

ALGUNOS CONSEJOS

- Evita un aumento excesivo de peso durante el embarazo.
- Estimula la elasticidad de la piel con alimentos ricos en vitamina C.
- Aplícate una crema hidratante o antiestrías o algún aceite vegetal sin aroma (por ejemplo, aceite de almendras dulces, que, como ya hemos mencionado, alivia también los picores que produce la sequedad de la piel). Pero no esperes que estos productos obren milagros, ya que, aunque a veces sean pocas, siempre aparecen estrías.

ACIDEZ DE ESTÓMAGO

La acidez de estómago normalmente suele ir acompañada de indigestión, flatulencias o hinchazón.

ALGUNOS CONSEJOS

- Evita las comidas demasiado copiosas (toma menos cantidad y come más veces al día) y dedica el tiempo necesario para hacerlo con calma.
- Elimina o restringe los alimentos ácidos (como el tomate), los estofados, los fritos, los platos demasiado grasos o las bebidas con gas.
- Una buena infusión de manzanilla te ayudará a calmar la acidez.
- También puedes tomar algún antiácido: no se absorbe, se queda en el tracto intestinal y se elimina fácilmente del organismo.

CALAMBRES EN LAS PIERNAS

Por lo general acostumbran a producirse en los gemelos y durante la noche, y son varias las causas: cansancio, compresión de los vasos sanguíneos o escasez de magnesio o potasio.

- Durante el día, intenta descansar lo máximo posible con los pies levemente alzados por encima de la altura del corazón.
- Haz ejercicios de estiramientos antes de acostarte.
- Para aliviar los calambres, se recomienda estirar la pierna y flexionar el tobillo en dirección a la nariz, o ponerse de pie y descalza sobre una superficie fría.
- Hacer un pequeño masaje o aplicar calor en la zona también contribuye a calmar el dolor.

HINCHAZÓN EN TOBILLOS, PIES O MANOS

La hinchazón aparece en estas zonas porque son las partes del cuerpo más distantes del corazón, y, como ya hemos mencionado, durante el embarazo la circulación de la sangre es más lenta de lo habitual. También es debida a la retención de líquidos.

Muchos de los consejos citados anteriormente pueden ayudarte:
- No permanezcas sentada ni de pie durante mucho rato, y camina y descansa con los pies en alto.
- Debes restringir el consumo de sal, ya que el sodio es el responsable de la retención de líquidos.

- Aunque pueda parecer contradictorio, debes ingerir mucho líquido, ya que favorece la eliminación de las toxinas. Ojo: no bebas agua con gas, porque contiene bicarbonato sódico, y el sodio favorece la retención de líquidos.

CALORES Y SUDORES

Al principio del embarazo muchas mujeres sufren de calores y sudores debidos al cambio del ritmo hormonal, pero en esta etapa, como el cuerpo necesita más energía, aumenta la irrigación sanguínea, lo que hace que se genere más calor.

También pueden ir acompañados por un aumento de la transpiración.

ALGUNOS CONSEJOS

- Bebe agua o bebidas frías sin gas (por ejemplo, limonada rebajada con agua).
- Refréscate lo más a menudo posible.

CONTRACCIONES DE BRAXTON HICKS

De pronto, un día empiezas a notar cómo el útero (no olvidemos que se trata de un músculo) se contrae y se endurece, lo que significa que está preparándose para el parto. Las contracciones de Braxton Hicks son las encargadas de ayudar al feto a colocarse hacia abajo e ir encajando la cabeza, de distender la parte baja de la matriz y de ablandar el cuello del útero.

Estas contracciones empiezan justo al inicio del embarazo, pero es a partir de la semana 25 aproximadamente cuando son más perceptibles, y suelen producirse entre tres o cuatro contracciones por hora.

¿Cómo puedes saber si se trata de una contracción? Pues apretando ligeramente por encima del pubis: si notas cierta dureza, entonces sí es una contracción. También puede cambiar el aspecto de la barriga, que pasará de ser redonda a puntiaguda.

Aunque a veces pueden ser molestas, por lo general no duelen y, en algunos casos, incluso no se notan.

Pero, cuidado, si aparecen con demasiada frecuencia o son dolorosas, debes informar de ello al ginecólogo.

ALGUNOS CONSEJOS

- Cambia de postura, es decir, túmbate de lado si estás de pie o levántate y camina si estás tumbada o sentada.
- Evita la deshidratación, ya que esta puede provocar contracciones.
- Es un buen momento para que practiques los ejercicios de respiración aprendidos en las clases de preparación al parto.

Ya habrás notado hace tiempo cómo se mueve tu hijo; unos movimientos que al principio eran como un leve cosquilleo para luego convertirse en ligeras patadas o gestos bruscos aunque no dolorosos. En esta etapa, debido al poco espacio que tiene, el feto se moverá menos y buscará la postura más cómoda dentro de su pequeño refugio, y, cuando lo haga, sentirás rodillazos y codazos que pueden llegar a ser muy molestos.

ALGUNOS CONSEJOS

También tú debes encontrar una postura más cómoda y, con suaves caricias en la barriga, es probable que el feto también cambie de postura.

TAQUICARDIA LEVE

La taquicardia es debida a que el corazón se ha ido desplazando cada vez más arriba, y, siempre que esta sea leve, es totalmente normal. Suele aparecer después de comer (el estómago presiona el corazón), o si tienes gases o al estar tumbada (el útero presiona las estructuras del tórax). Y puede ser también debida a la irritación del nervio frénico.

DIFICULTAD PARA RESPIRAR

La presión que ejercen el feto y el intestino sobre el diafragma hace que las respiraciones sean menos profundas y se tenga la impresión de que no entra el aire suficiente, lo que, a su vez, produce una sensación de ahogo al mínimo esfuerzo (como subir cuatro escalones y estar agotada). A medida que el futuro bebé se encaja en la pelvis, la respiración mejora.

ALGUNOS CONSEJOS

Algunos consejos anteriores pueden servir para este caso; por ejemplo:
- Duerme un poco incorporada.
- Haz ejercicios de respiración y de relajación.

PÉRDIDAS SANGUINOLENTAS

Si tienes este tipo de pérdidas, debes consultarlo enseguida con tu ginecólogo o ir directamente al hospital para descartar cualquier complicación.

INCONTINENCIA URINARIA

A medida que el embarazo avanza, la necesidad de orinar es cada vez más frecuente. Esto es debido a que, al aumentar el volumen sanguíneo, los riñones tienen que filtrar más cantidad de líquido; de ahí que trabajen más. Por otra parte, al estar la vejiga comprimida por el útero, tampoco tiene la misma capacidad que antes.

Además, hacia la semana 16, el perineo o suelo pélvico (los músculos y ligamentos situados entre el ano y los órganos sexuales y que sostienen la vagina, la vejiga, el recto y la matriz) va perdiendo tono muscular debido al peso ejercido sobre la zona, y, como consecuencia de esta relajación, aparece la incontinencia urinaria.

ALGUNOS CONSEJOS

- Practica los llamados «ejercicios de Kegel». Se trata de contraer la vagina y el ano (como cuando se aguantan las ganas de hacer pipí). Deben hacerse veinte contracciones como mínimo tres veces al día.

- Vacía bien la vejiga al orinar.
- Está totalmente desaconsejado restringir la ingestión de líquidos, ya que esto podría provocar infecciones o deshidratación.

Es probable que sientas algunas veces unos pequeños espasmos que pueden confundirse con patadas: ¡Es tu hijo, que tiene hipo! Puede ocurrir varias veces al día, y no debes preocuparte en absoluto, ya que indica que sus reflejos están evolucionando. Y, si no los notas, tampoco pasa nada.

3

¿QUÉ CAMBIOS EMOCIONALES EXPERIMENTA LA MADRE?

Además de todas las transformaciones físicas que se experimentan (con las consecuentes molestias de las que ya hemos hablado), en esta recta final la mujer tiene que adaptarse a muchos cambios en su día a día (restringir la actividad, descansar más o dejar de trabajar, por ejemplo) que pueden hacer que se sienta condicionada y extraña en su propio mundo. Y si a esto añadimos que la responsabilidad sobre la correcta evolución del embarazo recae casi exclusivamente sobre ella es fácil entender que vaya acumulando inquietudes que suponen un grado de inseguridad considerable.

Y también está el temor a que algo no salga bien durante el parto (y el miedo al parto en sí) o a que su bebé no nazca sano. Y, aunque ahora contamos con la gran ayuda de las ecografías para descartar muchas anomalías imposibles de detectar antes de su implementación, ninguna embarazada está nunca del todo tranquila.

Además, en esta etapa del embarazo, la mujer ya es del todo consciente de que su vida experimentará grandes cambios en cuanto nazca su hijo, y sabe que deberá enfrentarse a una nueva situación en la que no hay vuelta atrás. Por otra parte, no sabe en qué consistirán realmente estos cambios. Y esta incertidumbre puede producirle una gran angustia.

Podría pensarse que una madre que no es primeriza es capaz de gestionar mejor estos cambios emocionales, pero no es así, ya que un parto, aunque no sea el primero, siempre infunde respeto, y es inevitable sentir los mismos temores ante lo que pueda ocurrir.

Y, para acabar de redondearlo, el gran incremento hormonal también conlleva importantes altibajos emocionales.

A continuación mencionamos algunas de las contrariedades que puedes sufrir:

- Cambios de humor repentinos sin motivo aparente.
- Irritabilidad o hipersensibilidad.
- Falta de concentración o somnolencia.
- Necesidad urgente de limpiar o de realizar cambios en la casa (lo que suele llamarse «preparar el nido»).
- Ansiedad respecto al futuro.
- Aumento del nerviosismo.
- Temor a medida que se acerca el parto.
- Ganas de que termine de una vez por todas el embarazo.
- Temor por no ser capaz sobrellevar el cambio de vida que se avecina.

ALGUNOS CONSEJOS

Es muy importante que no dudes en ningún momento en verbalizar tus angustias y temores con tu pareja, tus familiares y amigos y, por supuesto, con tu ginecólogo. Recuerda que aún queda mucho camino por recorrer y que es necesario estar emocionalmente equilibrada, tanto como las circunstancias te lo permitan, para poder afrontar con tranquilidad el cambio de vida que supone la llegada al mundo de tu hijo.

Por otro lado, también es frecuente que algunas mujeres que ya han sido madres hablen de sus embarazos restando importancia a los temores de quien está embarazada en ese momento o relaten sus partos como si hubieran sido dignos de una película de terror, y lo único que consiguen con ello es intensificar el temor de la futura madre.

Recuerda que ahora la protagonista eres tú y que debes estar tranquila y no dejarte condicionar por las historias o las opiniones de cualquiera que se sienta con el derecho de juzgar tu forma de sobrellevar la situación.

Insistimos: ante cualquier duda consulta con tu médico; él es quien en última instancia debe aconsejarte.

4

EL SUEÑO EN EL TERCER TRIMESTRE DEL EMBARAZO

El problema más importante al que se enfrenta la madre es el insomnio, sobre todo la dificultad para mantener un sueño continuo. Existen varias causas que provocan esta situación:

- Trastornos e incomodidades derivados del tamaño del feto y de la compresión que ejerce sobre los distintos órganos de la madre:
  - Mayor necesidad de micción (por la compresión de la vejiga).
  - Dolores de espalda.
  - Calambres.
  - Incomodidad por el tamaño de la tripa.
  - Dificultades de respiración (por la compresión del diafragma).
  - Acidez y estreñimiento (por la compresión del estómago y los intestinos).
  - Dificultad para encontrar una posición adecuada (la mejor es ponerse de lado con una almohada entre las piernas).

- Debidos al niño:
  - Movimientos del feto, en función del llamado ritmo ultradiano de sueño.

En esta última etapa, el feto alterna períodos de un sueño con movimientos de los ojos y pequeñas muecas. Es el «sueño activo». Le sigue una fase de «sueño tranquilo», con una inactividad total. Ambos pueden durar una hora y media. Posteriormente aparece la vigilia, durante la cual el futuro bebé se mueve de forma manifiesta dando las típicas «patadas» que la madre reconoce a la perfección. Suele durar entre 20 y 30 minutos.

El feto sigue este tipo de patrón denominado «ultradiano». Lo hace independientemente de si es de día o de noche, o, mejor dicho, de si su madre está dormida o despierta, por lo que es seguro que coincidan períodos de sueño de la madre con fases de vigilia del niño, lo cual repercute en el descanso de aquella. También el cansancio excesivo, la preocupación y la ansiedad por la proximidad del parto y las pesadillas producen trastornos del sueño durante el embarazo.

Deben descartarse en ese caso el síndrome de piernas inquietas (por lo general por falta de hierro) y la presencia de apneas. Si se sospechan estas patologías, se consultará al especialista en medicina del sueño.

No debemos recetar fármacos hipnóticos a la madre, aunque, en determinados casos y según la intensidad de los síntomas, los especialistas en medicina del sueño pueden prescribir, de forma puntual, algún inductor del sueño.

A continuación, abordaremos con más detalle el descanso de la madre.

La postura que adoptes para dormir puede condicionar la calidad del descanso nocturno y dificultar la conciliación del sueño. Es evidente que dicha postura va modificándose a medida que avanza la gestación debido al volumen del abdomen principalmente y también a las posibles molestias físicas.

Imaginemos al feto como a un astronauta metido en su cápsula y que, durante el día, nota los vaivenes producidos por el movimiento de su madre y oye el sonido matizado que le llega del exterior. Al llegar la noche, se da cuenta de que apenas hay movimiento y sonido... ¿Qué hace entonces? ¡Pues «salir» a jugar! Es la hora del recreo. Estos movimientos fetales, más evidentes hacia las nueve o las diez de la noche, se van produciendo durante toda la noche y no ayudan precisamente al descanso nocturno de la madre.

También a esas horas, es frecuente que el útero decida que nuestro pequeño astronauta debe seguir realizando sus prácticas, por lo que las contracciones de Braxton Hicks se notan más por las noches. No aumentan, sino que la madre, al estar descansando y en silencio, percibe con más claridad cualquier movimiento en su interior; de ahí que parezca que haya un mayor número de contracciones.

Además, situaciones concretas como el encajamiento precoz de la parte fetal más baja suelen provocar dolor púbico y/o sacro, lo que añade más leña al fuego a la hora de descansar de forma adecuada. Otro condicionante es la necesidad de levantarse más a menudo para ir al baño. Y también es frecuente que ciertas mujeres sufran previamente de insomnio.

En fin, señoras, prepárense para armarse de paciencia...

Por tanto, como ya hemos dicho antes (y no nos cansaremos de repetir), es muy importante que durante el día no hagas excesos físicos ni mentales y que te procures momentos de tranquilidad, dejando a un lado las preocupaciones, en la medida de lo posible.

POSTURA PARA DORMIR

Dormir boca abajo resulta prácticamente imposible, y hacerlo boca arriba no es conveniente, ya que el útero presiona la espalda y los intestinos, y puede agravar así los dolores de espalda y las hemorroides y provocar también problemas digestivos.

Además, junto a la columna vertebral tenemos la vena cava en el lado derecho y la aorta, en el izquierdo. La aorta tiene pulso, por lo que puede notarse cualquier presión que se ejerza sobre ella; en cambio, la vena cava no tiene presión, de modo que se queda colapsada produciendo hipotensión en la mujer. Pero, cuando la madre nota los síntomas de la presión baja, el feto puede llevar 20 minutos mareado. Por lo tanto, es malo para el niño y también para la madre.

Así que la mejor postura para dormir es del lado izquierdo, en el que está la aorta.

PESADILLAS Y EXTRAÑOS SUEÑOS

La noche suele generar sueños desagradables. Y muchos de los temores de las madres se reflejan en esos sueños, que pueden convertirse en angustiosas y reiteradas pesadillas. Esto se debe a que el subconsciente libera de esta forma algunas de las preocupaciones que experimenta la madre.

Y estas pesadillas pueden ser muy extrañas y fantásticas: por ejemplo, que el niño sea de color verde como un marciano, que tenga malformaciones o un solo ojo.

ALGUNOS CONSEJOS

- No ingieras demasiado líquido al atardecer (para no tener que levantarte por la noche para ir al lavabo).
- Cena bien y con calma, y no te acuestes justo después de comer: lo ideal es dejar pasar un par de horas antes de ir a la cama.
- Después de cenar, dedica un tiempo a una lectura agradable, a escuchar música suave o a hacer algunos ejercicios de relajación.
- Toma una infusión relajante poco antes de ir a dormir.
- Mantén una temperatura agradable en la habitación.
- Dormir de lado es la mejor postura, así que puedes ayudarte con tantas almohadas como sean necesarias: por ejemplo, una en la espalda para evitar volverte y otra entre las piernas, que mantendrás ligeramente flexionadas.

Practica algún deporte de forma regular, siempre y cuando el ejercicio sea moderado: golf, piscina, gimnasia (en un centro especializado para embarazadas), caminar todos los días entre 20 y 30 minutos, yoga, etc.

5

¿QUÉ PAPEL TIENE LA PAREJA?

Al no experimentar los cambios propios del embarazo en su cuerpo, la pareja puede sentirse algo distanciada de la situación, y es normal que le cueste más hacerse a la idea de que en el vientre de la madre está formándose un bebé.

Pero debemos recordar que el papel de la pareja es fundamental en la salud integral de la futura madre. En la actualidad, el padre ya no es un personaje ajeno a lo que está viviendo su pareja, como ocurría antaño. Todo esto ha cambiado: la familia empieza desde el momento en que la mujer está encinta.

Por otra parte, él también experimenta nuevas sensaciones: al tomar conciencia de que pronto será padre, puede estar orgulloso y eufórico, pero, por otro lado, la responsabilidad que esto implica, a veces, produce sentimientos de inseguridad. E incluso podría sentirse desplazado, ya que toda la atención de la mujer se centra fundamentalmente en cuidar de sí misma y en velar por la correcta evolución del futuro bebé.

Recuerda que el embarazo, aunque pueda producirse una situación angustiosa o preocupante durante la gestación, es una oportunidad para empezar a conocer a tu hijo desde el principio.

IMPLICACIÓN EN EL EMBARAZO

Aunque quien está embarazada es la mujer, es importante que la pareja se implique también en todo el proceso; no debe permitir que sea ella la única responsable de su bienestar y del de su hijo. Así, por ejemplo, es muy beneficioso para la pareja que el padre asista a las visitas al ginecólogo. Es muy frecuente observar que durante el primer embarazo acuden a todos los reconocimientos médicos; sin embargo, en los siguientes embarazos normalmente solo se presentan el día en que se hacen las ecografías.

También es importante que asista de forma regular a las clases de preparación al parto; así tomará mucha más conciencia de todo el proceso del embarazo.

APOYO LOGÍSTICO

Acabamos de ver los cambios físicos y emocionales que afectan a la mujer embarazada, y es evidente que no son fáciles de sobrellevar. Por lo tanto, también en este aspecto la pareja debe apoyar a la mujer en todo lo que pueda: desde hacer las tareas del hogar hasta comprar todo lo necesario para cuando llegue el bebé o decidir la decoración de la habitación de su futuro hijo.

6

¿QUÉ DIETA SE DEBE SEGUIR?

Una buena alimentación consiste en proporcionar al organismo todos los nutrientes necesarios para un buen funcionamiento en general, para reparar el desgaste de los tejidos y proporcionar energía. Si adoptas unos buenos hábitos durante estos meses, sobrellevarás mejor el embarazo. La dieta debe ser variada pero también equilibrada para no ganar más peso del inevitable.

NUTRIENTES PRINCIPALES

Proteínas

Precisamente en esta etapa las proteínas resultan más necesarias que nunca, ya que son fundamentales para la formación de las células y de los tejidos que integran los músculos, los huesos, el corazón, los pulmones o el riñón, y participan en el transporte de las vitaminas y de los minerales por la sangre. Pueden ser:

- **De origen animal.** Las encontramos en la carne, las aves, el pescado, los huevos y los productos lácteos.

- **De origen vegetal.** No son tan completas como las de origen animal, por lo que deben combinarse con estas últimas. Se hallan en los cereales, las legumbres, el arroz o los frutos secos.

Hidratos de carbono

Gracias al proceso de la digestión, los hidratos de carbono se transforman en la energía necesaria para nuestro organismo. Pueden ser:

- **Simples.** Aportan una energía inmediata y se encuentran en el azúcar, las frutas, en la miel o la mermelada y en la lactosa de la leche.
- **Complejos.** La energía que aportan es más duradera y son ricos en fibra, que es importantísima para el buen funcionamiento del tránsito intestinal. Están presentes en los cereales, las féculas, la pasta, las legumbres, el pan integral, el arroz o las patatas.

Grasas

En principio la palabra «grasa» suele provocar rechazo, pero, en este caso, las grasas son, junto a los hidratos de carbono, la otra fuente de energía más importante para nuestro organismo, además de colaborar en la regulación de la temperatura corporal, proteger el corazón y los riñones, transportar las vitaminas A, D, E y K y otras muchas funciones. Las grasas son:

- **Monoinsaturadas.** Ricas en ácido omega-9, se hallan en el aceite de oliva, las aves, el aguacate y las aceitunas.
- **Poliinsaturadas.** Ricas en ácidos omega-3 y omega-6, las encontramos en los aceites vegetales y las margarinas, en los frutos secos y el pescado azul (salmón, atún, bonito, sardinas, etc.).
- **Saturadas:** Están contenidas en embutidos, carnes grasas, tocino, etc. y también en productos de origen vegetal como el coco o el chocolate. Estas grasas deben consumirse con moderación, ya que pueden fomentar el aumento del colesterol.

ALGUNOS CONSEJOS

Hay que tener en cuenta que el proceso digestivo en las embarazadas se ve alterado, ya que el estómago está comprimido: el espacio que antes tenían los intestinos ahora se encuentra ocupado por la matriz, lo que provoca que aquellos empujen el estómago hacia arriba, impidiendo que el diafragma baje; todo lo cual ocasiona una restricción del espacio físico que conlleva una lentitud en el tránsito. Además, los altos niveles de progesterona hacen que los movimientos del intestino se ralenticen. Por lo tanto, si no se come con calma y se mastican bien los alimentos, el estreñimiento está servido.

A continuación, te ofrecemos unas pautas generales para reforzar una dieta equilibrada que facilite una mejor digestión:

- Controla el aumento de peso. Es muy importante no engordar más de 9 o 12 kilos, y no por una cuestión de estética, sino de salud.

- Come dos veces al día proteínas de origen animal. La carne debe estar bien hecha si no se ha padecido antes toxoplasmosis.
- Come pescado cinco veces a la semana, dos de ellas, pescado azul.
- Toma fruta y verdura dos veces al día.
- Come con moderación arroz, pan, pasta y legumbres.
- Bebe entre 1, 5 y 2 litros de líquido al día (agua, infusiones, zumos de frutas o de vegetales).
- Reduce el consumo de alimentos dulces, sobre todo si son industriales, y especialmente cuando existe el riesgo de desarrollar una diabetes estacional.
- Reduce también el consumo de sal. Puede sustituirse por distintas hierbas (por ejemplo, romero, eneldo o albahaca).
- Elimina o reduce al mínimo el consumo de bebidas excitantes.
- Evita las bebidas con gas.
- Cuando vayas de compras lleva una lista bien planificada y no te dejes llevar por tentaciones que no aportan nada bueno a la alimentación.
- Come sin prisas y mastica bien los alimentos.
- Sobre todo por la noche, las comidas deben ser ligeras y con pocas grasas: por ejemplo, verdura, carne o pescado a la plancha y un yogur.
- Es mejor hacer cinco comidas ligeras al día que dos muy abundantes.
- Elimina del todo el consumo de alcohol. Es muy importante, ya que no sabemos cómo puede afectar al feto: medio vaso de vino puede provocar un síndrome alcohólico fetal o resultar completamente inofensivo. Por tanto insistimos: en el caso del alcohol, código cero.

Es muy probable que el médico te haya prescrito algún suplemento vitamínico-mineral que no pueda aportarte la dieta y que favorezca una buena salud.

7

LA MEDICACIÓN DURANTE EL EMBARAZO

Este es un tema muy delicado e importante a tener en cuenta; como bien dice el refrán popular, «cada caso es un mundo», y lo que para ti puede ser beneficioso para otra persona puede resultar muy perjudicial. Por tanto, quien mejor te asesorará será el médico, ya que es totalmente desaconsejable tomar mucha medicación durante el embarazo. Siempre es mejor optar por una buena prevención siguiendo los consejos que hemos dado en los capítulos anteriores.

MEDICACIÓN EN GENERAL

En casos puntuales, la medicación que puede recetarse a una embarazada es variada y numerosa. A continuación te ofrecemos algunas pautas generales, pero, como ya hemos dicho, es tu médico quien debe prescribirla.

Algunos fármacos permitidos

- Paracetamol (para fiebre o dolores de cabeza).
- Aspirina de 100 mg.
- Antiácidos.
- Algunos somníferos.
- Algunos antihistamínicos.
- Algunos aerosoles nasales.
- Algunos antibióticos.

Algunos fármacos no permitidos

- Omeprazol.
- Sedantes (por ejemplo, diazepam).
- Litio.
- Risperidona.
- Ibuprofeno (sobre todo durante las últimas semanas).
- Anticoagulantes.

ENFERMEDADES CRÓNICAS

Evidentemente en casos como la diabetes, la depresión, la epilepsia o el asma, no puede retirarse la medicación, pero lo más probable es que el médico disminuya la dosis que tomabas antes del embarazo hasta el mínimo.

No caigas en la tentación de tomar remedios a base de hierbas, por muy naturales que sean, sin haberlo consultado antes con tu médico, ya que también se consideran fármacos. Además, lo que al principio del embarazo es beneficioso puede resultar nocivo hacia el final o viceversa.

8

¿QUÉ OTRAS RESTRICCIONES SE DEBEN TENER EN CUENTA?

En este capítulo abordaremos algunos temas que muchas veces no se tienen demasiado en cuenta pero que son igualmente importantes.

VIAJAR

Aunque puedes viajar hasta las últimas cuatro semanas antes del parto, debes evitar los viajes largos por varias razones: el agotamiento que suponen, permanecer mucho tiempo sentada o encontrarte lejos de tu médico en el caso de que surja una complicación, por pequeña que esta sea.

En coche

También puedes conducir hasta el final del embarazo. Si el trayecto supera los cien kilómetros (seas tú quien conduce o no), es aconsejable que hagas unas cuantas paradas para estirar las piernas e ir al baño. Para que el cinturón de seguridad no te moleste en exceso, puedes usar un adaptador que hará que el cinturón te rodee el abdomen por debajo.

En tren

Mejor que viajes en trenes de alta velocidad, para evitar las molestias que suponen los movimientos bruscos (entre ellas, puede haber un aumento de las contracciones).

En avión

Es aconsejable que reserves un asiento de pasillo, para facilitarte el acceso al baño o para estirar las piernas. Y, al hacer la reserva, debes averiguar si tu compañía aérea solicita un certificado médico o si pone algún reparo según el mes de embarazo en que estés.

Es importante que lleves zapatos cómodos y no te descalces, ya que los pies suelen hincharse. Deberás situar una almohada entre el cinturón y la barriga: no te preocupes, las hay en todos los aviones.

En barco

También puedes viajar en barco, siempre y cuando no sea en barcas pequeñas o en lanchas motoras. Pero debes asegurarte de que haya asistencia médica a bordo. Y no es conveniente que estés mucho tiempo sin tomar tierra.

DEPORTES

Los deportes de impacto o demasiado violentos deben descartarse por completo durante el embarazo. De hecho, los únicos recomendados son la natación, el yoga, caminar o realizar una tabla de ejercicios, siempre y cuando se practiquen en un centro especializado.

BAÑARSE DURANTE LAS ÚLTIMAS SEMANAS

Si te apetece sumergirte en la bañera puedes hacerlo con total tranquilidad. Eso sí, el agua no debe estar caliente en exceso y después del baño es aconsejable pasarse agua fría directamente sobre las piernas, para evitar que el calor del baño no favorezca la aparición de varices; por ello tampoco es conveniente usar la sauna ni el jacuzzi.

No existe contraindicación alguna en cuanto a bañarse en la playa o en la piscina (de hecho, la natación, como ya hemos dicho, es muy recomendable), excepto en casos muy puntuales: por ejemplo, si hubiera modificaciones del cuello del útero o riesgo de rotura de la bolsa.

BELLEZA

Mantener unas rutinas de belleza ayudará mucho a que la madre se sienta más a gusto con su aspecto; además, también es importante que disponga de unos momentos para sí misma.

A continuación te ofrecemos unos consejos para que puedas sentirte más guapa.

- Aunque puede resultar bastante antiestético, no te depiles el vello que haya podido aparecer en tu rostro y alrededor de la línea alba, ya que volvería a salir, y más fuerte.
- Es mejor que utilices aparatos caseros de depilación o cremas en vez de cera (fría o caliente), y en cuanto a la depilación láser, es preferible que la interrumpas durante el embarazo.

- Las sustancias empleadas en los tintes, al estar en contacto con el cuero cabelludo, pueden ser perjudiciales; así que es mejor que utilices tintes vegetales.
- En cambio sí puedes darte mechas, ya que el producto no entra en contacto con el cuero cabelludo. Aunque, a veces, debido al elevado nivel hormonal, el color puede alterarse.
- Si deseas hacerte un moldeado o una permanente, es recomendable que esperes al final del embarazo.

- Totalmente recomendados, siempre y cuando sean suaves y se realicen con crema hidratante o algún aceite vegetal sin aroma, ya que favorecen la relajación y ayudan a mitigar los dolores de espalda. Es fundamental que los den profesionales especializados en tratar a embarazadas.
- No uses cremas anticelulíticas durante todo el embarazo, por las sustancias vasoconstrictoras que contienen.

9

¿QUÉ SUCEDERÁ EN LAS ÚLTIMAS VISITAS AL GINECÓLOGO?

Hasta este momento, te has sometido a numerosas pruebas y te has hecho unos cuantos análisis. A continuación, te ofrecemos una guía orientativa de las visitas médicas, ya que pueden variar dependiendo de la evolución del embarazo o de cómo el facultativo organice dichas visitas. A partir de la semana 32 aproximadamente, es probable que tu médico te programe una visita cada dos semanas, y hacia la semana 37 pueden ser semanales, para controlar la evolución del embarazo de la forma más adecuada.

Algunas pruebas serán las mismas de los meses anteriores: peso y presión arterial, análisis de orina, latido cardíaco fetal, altura del fundus (parte superior del útero), tamaño del útero y posición del feto por palpación externa.

LAS PRUEBAS MÁS HABITUALES

Varían a medida que evoluciona el embarazo, pero, por regla general, las que se realizan durante este último período son las siguientes:

- Test de tolerancia a la glucosa o test de O'Sullivan, para descartar la diabetes gestacional, que aparece al no poder eliminar tan rápidamente como antes la glucosa de la sangre.
- Hemograma para descartar anemia.
- Niveles de ferritina para comprobar las reservas de hierro en sangre.
- Pruebas de coagulación.
- Cultivo rectal y vaginal para descartar una posible infección en la vagina provocada por la bacteria *Streptococcus beta agalactiae* que podría afectar al bebé en el momento del parto. En caso de que se detectara dicha bacteria, te darán un tratamiento antibiótico durante el parto.
- Sedimento de orina y cultivo para descartar una infección urinaria.
- Serología de la hepatitis B: si esta prueba resultase positiva, deberá vacunarse al bebé, tan pronto nazca, contra esta enfermedad.
- Serología de la toxoplasmosis nuevamente.
- Maniobras de Leopold: son una serie de palpaciones abdominales para determinar la presentación del feto (si está de cabeza o de nalgas), la posición (si está mirando hacia atrás o hacia delante) y la situación (si está encajado).

ECOGRAFÍAS

Las ecografías, desde su aplicación a la especialidad ginecológica en el año 1968, nos proporcionan información sobre aspectos del feto imposibles de conocer antes de su implementación. De hecho, en obstetricia, hay un antes y un después tras el uso de los ultrasonidos: Es muy reconfortante, tanto para el médico como para la madre, saber que el feto es morfológicamente normal después de comprobarlo en pantalla.

En este momento, ya te habrán hecho las dos primeras ecografías: la primera, hacia la semana 12 y, la segunda, hacia la semana 20. En principio, ahora queda pendiente una tercera que te harán hacia la semana 37. Aunque dependiendo del caso, es posible que el médico decida hacerte alguna más entre la semana 20 y la semana 37. De todos modos, no debes preocuparte, ya que múltiples estudios demuestran que las ecografías (tanto las abdominales como las vaginales) no suponen ningún riesgo durante la gestación.

Es recomendable, para que ninguna pregunta se quede sin respuesta, que lleves una lista en cada visita con todo aquello que te preocupa o desees aclarar: recuerda que tu médico está ahí para ayudaros a ti y a tu hijo.

10

¿CUÁNDO HAY QUE AVISAR AL GINECÓLOGO?

En términos generales, debes ponerte en contacto con tu médico ante cualquier anomalía que sufras o duda que tengas. Quizá luego compruebes que se trata de algo absolutamente normal, pero siempre (como ya sabemos) es mejor prevenir que curar, y más en este caso, en el que no solo está en juego tu salud sino también la de tu hijo.

MOTIVOS DE ALERTA

A continuación vamos a detallarte casos concretos en los que sí es urgente ponerse en contacto con el médico. Y, en caso de no ser posible, debes acudir rápidamente al hospital:

- Sangrado vaginal o pérdida de líquido.
- Dolor abdominal constante.
- Contracciones de Braxton Hicks dolorosas.
- Dolor de cabeza persistente.
- Fiebre alta.
- Vómitos intensos y continuos.

- Diarrea aguda y duradera.
- Alteraciones de la visión.
- Dejar de notar durante más de doce horas los movimientos del feto si estos ya eran diarios.

11

¿SE PUEDEN MANTENER RELACIONES SEXUALES DURANTE EL EMBARAZO?

Sí, puedes mantener relaciones sin temor a dañar al feto, siempre y cuando lo desees, ya que este es, evidentemente, un tema muy personal. En general, la libido de la mujer disminuye debido a los niveles hormonales más bajos, sin embargo hay mujeres que sienten deseo sexual durante todo el embarazo, mientras que otras no experimentan deseo alguno durante los nueve meses.

Las relaciones sexuales también pueden variar durante la gestación dependiendo de cómo evolucione esta última: por ejemplo, pueden estar contraindicadas según la ubicación de la placenta o si hay riesgo de rotura de la bolsa.

La posición más cómoda, por motivos obvios, es tumbada de costado.

De hecho, mantener relaciones sexuales puede ayudar a fortalecer el vínculo entre la pareja: aprovechad este momento de intimidad y de complicidad. En cualquier caso, aquí te damos algunas pistas de cómo puedes sentirte durante todo el embarazo.

PRIMER TRIMESTRE

Es probable que la libido descienda debido a los cambios hormonales propios del embarazo. Además, las náuseas, los vómitos y la gran sensibilidad en los pechos, que resulta dolorosa, no ayudan precisamente a tener ganas de practicar sexo. Aunque también es posible que justo gracias a estos cambios hormonales los genitales estén mucho más sensibles y las relaciones sexuales resulten mucho más satisfactorias que antes.

SEGUNDO TRIMESTRE

Es durante este período cuando el sexo suele ser más placentero, ya que han desaparecido las molestias del primer trimestre y el aumento de flujo sanguíneo hacia los genitales puede hacer que se llegue al clímax con más facilidad incluso que antes del embarazo, y es posible alcanzar los orgasmos más intensos que se hayan experimentado hasta el momento.

TERCER TRIMESTRE

A medida que el embarazo avanza, la libido puede disminuir y en algunos casos desaparecer totalmente. En parte, también se debe a las múltiples molestias físicas que surgen durante esta etapa. Pero insistimos en que no se trata de una regla matemática, ya que algunas parejas siguen manteniendo relaciones muy satisfactorias hasta el último momento.

Las relaciones no deben ser demasiado frecuentes ni demasiado profundas.

Hacer el amor durante los últimos días del embarazo ayuda al nacimiento del bebé, ya que el semen contiene prostaglandinas (que provienen de la próstata), y son uno de los elementos que ponen en marcha el parto, ya que estimulan las contracciones.

12

LAS CLASES DE PREPARACIÓN AL PARTO. ¿QUÉ ES LO MEJOR?

De hecho, la preparación al parto empieza con el inicio del embarazo y consiste en seguir una dieta adecuada que evite las náuseas y los vómitos, en mantener un control estricto del aumento de peso, en facilitar unas buenas digestiones y en hacer ejercicio de forma moderada y continuada.

Sin embargo, cuando se habla de la preparación al parto enseguida pensamos en la gimnasia específica, en los cursos para padres, en la preparación perineal, etc.

Estos cuidados suelen iniciarse hacia la semana 25 y, aunque creemos que no son de carácter obligatorio, resultan muy interesantes para cualquier mujer embarazada, sobre todo para las primerizas, ya que suponen una ocasión para encontrarse con otras gestantes, y se hacen coloquios en los que cada una expone y comparte sus dudas (que, en muchos casos, suelen ser las mismas), lo cual ayuda a las futuras mamás a sobrellevar el embarazo con mayor tranquilidad.

Cada sesión dura unas dos horas. Se tratan temas muy completos y variados, se muestran vídeos de partos reales, se hacen ejercicios de respiración y de relajación y se dan consejos para el embarazo y el parto. También se trabaja la zona pectoral a fin de ir preparándola para la subida de la leche y reforzar la musculatura para cuando las mamas aumenten de tamaño.

El hecho de que también asista el padre hace que la embarazada se sienta más comprendida y apoyada, lo que desde un punto de vista psicológico es muy positivo, como ya hemos dicho en el capítulo 5, «¿Qué papel tiene la pareja?».

Hay varios métodos de preparación al parto; normalmente en los cursos encontrarás una combinación de varios de ellos, dependiendo del centro.

Estos cursos se imparten tanto en ambulatorios como en centros de asistencia primaria, mutuas o centros privados. Ojo: es muy importante que los imparta personal cualificado, como son las comadronas o los fisioterapeutas. También puedes pedir a tu ginecólogo que te recomiende adónde asistir.

También hay clases de preparación para partos sin anestesia, aunque en estos casos la preparación es más específica.

13

¿CUÁLES SON LOS DISTINTOS TIPOS DE PARTO?

Ya hemos comentado antes que el temor al momento del parto puede ser una constante durante prácticamente todo el embarazo. Por lo tanto, a la hora de decidir cómo dar a luz, es indispensable disponer de toda la información necesaria. Es una elección muy delicada, y debe hacerse siendo realista y responsable, ya que está en juego la vida de la madre y la del bebé, así como posibles consecuencias futuras.

De modo que en este capítulo vamos a resumir los tres tipos de parto posibles.

PARTO EN HOSPITAL MEDICALIZADO

Queremos dejar claro que cualquier tipo de medicamento que se administra a la parturienta es única y exclusivamente para mejorar su bienestar y el del bebé.

En los siguientes capítulos, nos centraremos en este tipo de parto. Para saber más de todo el proceso, véanse los capítulos 18 y 19, «La llegada al centro médico» y «El parto».

Para dar a luz sin anestesia, se requiere una preparación adecuada, ya que no todas las mujeres están preparadas para afrontar este tipo de parto.

Además, debe distinguirse entre una mujer multípara, que suele tener partos más cortos, de unas tres horas, y una madre primeriza, cuyo parto dura unas seis horas. En ambos casos, las contracciones pueden ser igual de dolorosas, pero no es lo mismo soportarlas tres horas que sufrirlas seis.

También entran en juego las condiciones en las que la embarazada llega al parto, por ejemplo:

- Haber descansado mal en los últimos días puede hacer que el agotamiento aparezca antes de haber conseguido llegar al final del parto.
- El feto no está lo bastante encajado.
- La dilatación y consistencia del cuello uterino no es la ideal.

PARTO EN CASA

Esta es una moda que puede tener consecuencias muy graves, y nosotros estamos absolutamente en contra.

Si se tiene miedo de que el médico sea demasiado intervencionista, siempre se puede elegir tener un parto no medicalizado; así, la madre puede dar a luz como ella quiera, pero dentro de la seguridad que le proporciona la clínica o el hospital. De este modo, si surge alguna contingencia, ya se estará en el centro médico y podrá resolverse rápidamente el problema, sin necesidad de poner en riesgo a la madre o al bebé con desplazamientos.

La obstetricia ha evolucionado gracias al esfuerzo de muchos investigadores, que han dedicado su vida al estudio y a la observación de los trastornos o enfermedades que pueden impedir el desarrollo normal de una gestación, al tiempo que han buscado siempre lo mejor para la embarazada y para su futuro hijo. Ignorar todo este trabajo y pretender dar marcha atrás en el tiempo no solo es un error, sino también un acto de irresponsabilidad.

Insistimos: lo inteligente y responsable es dar a luz en un centro hospitalario y, transcurrido un período de tiempo razonable, entre seis y doce horas, si todo está bien, los padres ya podrán marcharse a casa, regresar a su entorno familiar, si así lo desean, para disfrutar de su hijo recién nacido.

Las doulas

Hace pocos años apareció la figura de la doula, una mujer que acompaña, aconseja, aclara dudas y ayuda a tomar decisiones a la embarazada. Si su papel se limita simplemente a dar un apoyo personal sin intención de conducir a la mujer hacia decisiones tendenciosas, bienvenido sea este apoyo. Sin embargo, las doulas suelen ser partidarias de parir en ámbitos no hospitalarios, y en esto no estamos en absoluto de acuerdo.

14

¿CÓMO ELEGIR PEDIATRA?

Al igual que el ginecólogo, en quien habéis confiado plenamente para llevar el embarazo, también debéis elegir a un pediatra que os inspire la máxima confianza. Esta es también una decisión importantísima, ya que es quien se encargará de orientaros en lo que se refiere a la salud y al bienestar de vuestro hijo.

Tened en cuenta que debe ser alguien que esté disponible para cualquier eventualidad que pueda surgir, que sepa contestar con claridad a todas aquellas dudas que le planteéis y con quien os sintáis a gusto.

ALGUNOS CONSEJOS

- Pedid consejo al ginecólogo: él os conoce y tal vez pueda recomendaros a algún pediatra que sea de su total confianza y que sintonice con vosotros.
- Preguntad a los amigos que ya son padres.
- Llevad a vuestro médico de cabecera una lista de algunos facultativos de vuestra mutua o de vuestro centro sanitario para que pueda recomendaros alguno.

- Podéis concertar una entrevista con dos o tres pediatras distintos y elegir el que os parezca más conveniente para vosotros.

15

¿QUÉ SE DEBE TENER A PUNTO ANTES DE LA LLEGADA DEL BEBÉ?

Llegados ya al final de la cuenta atrás, con todas las preocupaciones que ello implica, no deberíais perder el tiempo pensando en detalles que quizá luego resulte que no tienen importancia. Por ello, queremos orientaros sobre lo que realmente es esencial tener preparado antes de que vuestro hijo ya esté en casa, y así evitar sorpresas de última hora.

LO IMPRESCINDIBLE PARA EL BEBÉ

En la actualidad, en el mercado, pueden encontrarse para el bebé mil y un cachivaches, muchos de los cuales posiblemente se conviertan en trastos innecesarios que acabarán criando polvo en algún rincón de vuestro hogar y por el que quizá habréis pagado un precio exorbitante. Por tanto, hemos elaborado la siguiente lista con los objetos que creemos más necesarios:

- Cuna.
- Bañera.
- Productos para el aseo del bebé.

- Cambiador.
- Cambiador de viaje.
- Cochecito.
- Moisés.
- Sillita para el coche.
- Y, por supuesto, muchos, muchos, muchos pañales.

LA HABITACIÓN

Aunque durante los primeros meses el pequeño dormirá con vosotros, si dejáis la habitación a punto antes del parto será otro peso que os quitaréis de encima; además, cuando vuestro hijo ya esté en casa, ¡tendréis pocos momentos para dedicaros a la decoración!

Lo ideal es que sea un espacio bien ventilado y luminoso. Y mejor no recargarlo con muchos muebles (la cuna, una cómoda que haga también de cambiador y un pequeño armario es suficiente). Para las paredes, es preferible un color pálido: amarillo claro, azul celeste o verde agua. Y nada de poner moqueta en el suelo: no es nada higiénica.

LA CANASTILLA DEL BEBÉ

- Pañales.
- 6 camisolas de batista abiertas por detrás.
- 6 jerséis de algodón.
- 6 culotes.
- 6 pares de calcetines.

- 6 baberos.
- 2 mantitas finas.
- 1 saco de bebé para envolverlo al salir del hospital.
- Neceser con los útiles de higiene necesarios para el bebé.
- Toallitas húmedas para bebé.
- 3 chupetes.

LA BOLSA DE LA MADRE

- 3 o 4 camisolas abiertas por delante para facilitar el amamantamiento.
- Bragas de malla o de papel de usar y tirar.
- 2 o 3 sujetadores especiales para la lactancia.
- Discos protectores para el pecho.
- Compresas.
- Bata y zapatillas.
- Secador para, después de la ducha, secar bien la zona del perineo o, en caso de cesárea, la zona de la cicatriz.
- Neceser con los útiles de higiene.

LA BOLSA DEL PADRE

- Pijama.
- Zapatillas.
- Ropa interior.
- Ropa para dos días.
- Neceser con todos los útiles de higiene.

No os olvidéis de preparar la cámara fotográfica, la de vídeo y el móvil (con las baterías bien cargadas).

Informaos de la documentación que os pedirán cuando lleguéis al hospital (DNI, tarjeta sanitaria o de la mutua, etc.) y tenedla a punto y a la vista.

¿CÓMO SABER SI HA LLEGADO EL MOMENTO DEL PARTO?

Muchas mujeres sienten el temor de hacer el ridículo llegando al centro médico convencidas de que ya están de parto para volver a ser reenviadas poco después a casa. Y muchas son las dudas que también surgen en esos momentos. Realmente no es tan fácil como podría suponerse, así que vamos a darte algunas pistas.

SÍNTOMAS DEL PREPARTO

Si tienes algunos de estos síntomas no significa que el parto sea inminente, pero sí anuncian que el gran momento se acerca:

- Presión en la pelvis y en el recto.
- Leve pérdida de peso.
- Secreciones vaginales más intensas y espesas.
- Expulsión del tapón mucoso.
- Contracciones de Braxton Hicks más intensas y algunas veces dolorosas.
- Diarrea.

FALSO PARTO

- Contracciones irregulares e indoloras (se trata aún de las contracciones de Braxton Hicks).
- Pérdidas parduzcas y leves.
- Con las contracciones, los movimientos fetales solo se intensifican brevemente.

PARTO VERDADERO

- Contracciones más frecuentes, regulares y dolorosas. En primíparas: durante una hora y media contracciones cada 5 minutos aproximadamente, y más largas, de 30 o 35 segundos. En multíparas: durante una hora y media contracciones cada 10 minutos aproximadamente, y más largas, de 30 o 35 segundos.
- Sensación de retortijón intestinal o de fuertes calambres parecidos a los dolores menstruales.
- Pérdidas rosadas o rojizas.

Es un temor generalizado confundir las contracciones de Braxton Hicks con las verdaderas contracciones, pero ten por seguro de que cuando realmente empiecen estas últimas lo sabrás. De hecho, si pensamos en el mundo animal, comprobaremos que cualquier hembra sabe cuándo se acerca el parto. Así que, si eres capaz de mantener la serenidad y escuchas tu cuerpo, notarás si el momento ha llegado o no.

17

¿CUÁLES SON LOS PASOS PREVIOS ANTES DEL PARTO?

Por fin se acerca el momento, pero aún es pronto para ir al hospital, así que lo mejor es relajarte e intentar no centrar toda tu atención en cuándo aparecerá la siguiente contracción, ya que lo notarás a medida que se aproxima. Puedes aprovechar este momento para comprobar que lo tienes todo a punto y distraerte con alguna actividad agradable.

INGESTA DE LÍQUIDOS O DE ALIMENTOS

No debes comer ni beber nada por varias razones: tal vez tengan que recurrir a la anestesia general (por lo que podrías padecer una broncoaspiración); además, un 15 por ciento de las mujeres padecen náuseas durante el parto, de modo que habría complicaciones en el caso de sufrir vómitos. Sí puedes tomar una cucharadita de miel que elevará tu nivel de glucosa y aliviará la sensación de mareo que tal vez sientas antes de llegar al hospital.

LA DUCHA

En caso de no haber roto la bolsa, es recomendable una ducha caliente (no un baño) que te relajará.

En caso de rotura de la bolsa, si el líquido es limpio, puedes tumbarte un rato mientras llega tu pareja o esta prepara lo necesario para llevar al hospital; pero si el líquido es sanguinolento o de color verde dirígete de inmediato hacia el hospital.

LA LLEGADA AL CENTRO MÉDICO

Tan pronto como llegues, el personal médico escuchará los latidos del corazón del feto y te hará una exploración vaginal para confirmar el estado del cuello del útero. Y, aunque todavía no estés de parto, hará un control de bienestar fetal. Tras realizarte estas pruebas, decidirá si ya estás de parto.

Al llegar a la habitación te tomarán el pulso, la tensión arterial y la temperatura.

Luego, te pondrán un enema para limpiar el recto de su contenido para que el niño tenga más espacio al pasar por el canal de parto, por una cuestión de higiene y por si fuera necesario practicarte una episiotomía (de la que hablaremos más adelante), ya que después del parto no es conveniente hacer deposiciones durante las primeras veinticuatro o treinta y seis horas. Si has tenido una diarrea importante en las últimas horas, debes comentarlo con la comadrona; entonces ella valorará la necesidad o no de aplicar el enema.

Como no podrás comer ni beber nada, te colocarán un suero intravenoso que te proporcionará glucosa, sal y todos los elementos que necesita tu cuerpo. Además, de este modo, ya tendrás la vía preparada en caso de que deban administrarte algún medicamento para que estés bien hidratada cuando te pongan la anestesia epidural.

Cuando las contracciones sean de intensidad moderada a fuerte y aparezcan cada 4 o 5 minutos, te llevarán a la sala de dilatación donde, mediante monitorización, controlarán el bienestar fetal. También es probable que te administren oxitocina por vía intravenosa para aumentar la fuerza y frecuencia de las contracciones.

Cuando el médico o la comadrona lo consideren necesario (si ya se ha iniciado la dilatación), te pondrán la anestesia epidural y entonces deberás esperar a que la dilatación se complete, es decir, cuando ya hayas dilatado 10 centímetros.

19

EL PARTO

Por fin ha llegado el gran momento, tan esperado, deseado y temido a la vez.

Tras comprobar que la dilatación es la correcta, te llevarán a la sala de partos.

PARTO VAGINAL

Si se trata de un parto vaginal, tu pareja podrá estar contigo para apoyarte y participar también en el nacimiento de vuestro hijo.

Te pedirán que empujes durante cada contracción, para facilitar el descenso de la cabeza del bebé. Cuando finalmente se vislumbre la cabecita (en la jerga médica se dice que «ya corona»), empujarás o no según te vaya indicando el médico o la comadrona. Y cuando el bebé haya nacido, el padre tiene el gran honor de darle la bienvenida al mundo cortando el cordón umbilical.

PARTO POR CESÁREA

Si es un parto por cesárea, el padre no podrá estar presente, puesto que se trata de una cirugía abdominal mayor. En este caso, evidentemente, no será necesario que empujes; te practicarán una incisión en la parte baja del abdomen para que el bebé pueda salir.

QUÉ OCURRE CON EL BEBÉ TRAS NACER

Durante unos instantes pondrán al bebé sobre tu pecho para que puedas darle la bienvenida. Luego se lo llevarán para que reciba las atenciones médicas imprescindibles en estos primeros minutos:

- Le realizarán el test de APGAR, con el que se comprobará el tono muscular, el esfuerzo respiratorio, la frecuencia cardíaca, los reflejos y el color de la piel.
- Le extraerán las mucosidades y los restos de líquido amniótico que puedan obstruirle las vías respiratorias.
- Le pinzarán el cordón umbilical con una abrazadera.
- Lo examinarán por si presenta malformaciones físicas.
- Le pondrán colirio para desinfectarle los ojos.
- Le administrarán vitamina K para evitar posibles hemorragias.

QUÉ OCURRE CON LA MADRE TRAS EL PARTO

Habrá que esperar a que expulse la placenta y las membranas de la bolsa amniótica.

Si te han practicado una episiotomía (corte en el perineo para favorecer la salida del bebé), deberán aplicarte algunos puntos de sutura.

La episiotomía

En este contexto, es necesario abordar esta cuestión, ya que también es motivo de controversia.

Durante muchos años su práctica ha sido sistemática, en todos los partos, pero en la actualidad ya no es así: la preparación del perineo gracias a los ejercicios de Kegel durante el tramo final del embarazo y la experiencia del profesional que atiende el parto han propiciado que el número de episiotomías haya descendido considerablemente, reservándose solo para aquellos casos en los que no es posible salvaguardar la integridad perineal.

Los defensores a ultranza de evitar esta práctica argumentan, no sin razón, que si se producen desgarros estos transcurren por planos anatómicos naturales sin sección de fascículos musculares de la zona, lo que preservará su función. Sin embargo, este libre trayecto obliga a efectuar suturas que pueden llegar a ser más complejas que las de una cesárea.

LA PRESENCIA DE OTRAS PERSONAS

Aunque el parto, en general, sea un acontecimiento alegre para la pareja y para toda la familia, no es, sin embargo, un espectáculo. Por ello, a los profesionales no nos parece apropiada la presencia de allegados en el paritorio, aparte del padre, aunque solo sea por respeto a la mujer que está dando a luz, y mucho menos que se grabe en vídeo para después pasarlo a los amigos tras una cena en casa. El parto es un acto quirúrgico que requiere tranquilidad y en el que se pretende ofrecer el máximo bienestar a la protagonista, que es la futura madre.

No debemos olvidar que pueden surgir complicaciones y, si es así, tenemos que permanecer concentrados en nuestra tarea para poder actuar rápidamente. La fiesta vendrá después.

Cada vez son más numerosas las familias que deciden conservar la sangre almacenada en el interior del cordón umbilical, ya que esta se caracteriza por tener un gran valor terapéutico al contener células madre de diversas clases, que actúan con mayor eficacia, por ejemplo, en trasplantes de médula después de tratamientos agresivos para combatir enfermedades como la leucemia.

SEGUNDA PARTE

100 DÍAS DESPUÉS

20

¿QUÉ OCURRE EN LAS PRIMERAS HORAS POSTERIORES AL PARTO?

El bebé será atendido inmediatamente por la comadrona o la enfermera pediátrica, quien lo aseará, pesará, medirá y le tomará la huella del pie para rellenar la ficha de nacimiento.

Si ha sido un parto vaginal, la madre enseguida subirá a planta; si se trata de una cesárea pasará un poco más de tiempo en la zona de reanimación para que le suturen el corte realizado, le coloquen un vendaje a modo de faja (para que el útero vuelva a su posición original y proteger la cicatriz) y se aseguren de que no ha surgido ninguna complicación.

De todas formas, tanto en un caso como en el otro, muy pronto podréis volver a reuniros con vuestro bebé y la madre podrá empezar con la estimulación del pecho en el caso de que decida amamantarlo.

LA MADRE

Es posible que tenga temblores y escalofríos durante las primeras horas, pero no hay de qué preocuparse: son normales y se mitigan abrigándola más. Pueden ser debidas a varias razones, como por ejemplo:

- Descenso de la presión arterial debido a la anestesia epidural.
- Durante el parto, se ha producido una disminución del riego sanguíneo a nivel periférico.
- Existencia de pequeñas embolias de líquido amniótico.
- Paso al torrente sanguíneo del tejido trofoblástico (que ha ayudado al embrión a adherirse al útero) y de sangre fetal.

Puerperio inmediato

El «puerperio» es el período que popularmente se conoce como «cuarentena», y se denomina «puerperio inmediato» al espacio de tiempo que va desde las dos hasta las veinticuatro horas después del parto. En estos primeros momentos, al tener ya por fin a su pequeño en brazos y gracias a las endorfinas segregadas tras el nacimiento, la madre experimentará, en la mayoría de los casos, un estado de euforia, aunque es probable que vaya acompañado de cierta inquietud por el estado de su bebé y de una relativa disminución de la concentración (llamada «conciencia vigil»).

Durante estas veinticuatro horas, el personal médico estará pendiente de que no haya hemorragias y de que no se produzca un shock hipovolémico (el flujo sanguíneo podría descender tanto que el corazón sería incapaz de bombear suficiente sangre al resto del cuerpo).

En cuanto a su estado físico, la madre recuperará el ritmo normal de la respiración, el pulso será lento y habrá perdido unos 5,5 kilos (de 3 a 3,5 corresponden al peso del bebé, entre 0,5 y 1 kilo a la placenta y 1 kilo más a líquido amniótico y sangre). Véase el capítulo 25, «¿Cuáles son las principales molestias de la madre tras el parto?».

■ **La piel.** Al nacer, la piel suele tener un tono azulado (cianosis); tras unas horas, se volverá rosada, excepto en las extremidades, que tardan un poco más.

Estará recubierta por una capa de grasa muy densa (llamada «vérnix caseoso»), más espesa si el bebé ha nacido antes de la fecha prevista, y que irá desapareciendo en los días siguientes.

Es posible que un vello fino recubra la frente, la nuca, los hombros o la espalda; y si el bebé ha llegado al mundo antes de hora, más vello tendrá. También se le irá en los días posteriores.

Es bastante común que tenga un tono amarillento (ictericia) por exceso de bilirrubina (una sustancia que el hígado se encarga de eliminar poco a poco del torrente sanguíneo); si es un bebé sano, también este tono desaparecerá de forma espontánea.

La piel suele ser flácida y marmoleada, salvo en bebés de gran tamaño.

Alrededor de la nariz y del mentón pueden verse diminutas papilas blancas (llamadas «miliaria»): es un trastorno dermatológico causado por la obturación de las glándulas sebáceas inmaduras; se va en pocas semanas.

También pueden aparecer manchas rojas oscuras en cuello, nariz o párpados, o manchas blancas en el paladar (denominadas «perlas de Epstein») y quistes llenos de fluido en las encías. Todas estas pequeñas alteraciones desaparecen durante el primer mes de vida.

En el caso de bebés prematuros, la piel será de un color rojo intenso, ya que la epidermis es más fina y permite entrever los vasos sanguíneos.

■ **La cabeza.** Será alargada y un poco puntiaguda si el parto ha sido vaginal.

El cuero cabelludo puede estar ligeramente inflamado y agrietado.

Si el médico utilizó una ventosa en el momento del parto, en la cabeza se verá una zona blanda e hinchada en forma de círculo.

Si se usaron fórceps, el bebé podría tener algún hematoma e hinchazón en ambos lados de la cabeza.

En bebés prematuros, los párpados estarán más hinchados y los huesos del cráneo serán más frágiles.

■ **Fontanelas.** Son seis aberturas que presenta el cráneo del bebé y que han sido fundamentales para que el pequeño haya podido atravesar el canal del parto y que, una vez ha nacido, su cerebro tenga espacio para crecer y desarrollarse.

Dos de ellas, recubiertas y protegidas por una capa gruesa y fibrosa, se aprecian tan solo palpando (jamás hay que presionarlas): una se encuentra en la base de la nuca y tiene forma triangular; la otra está en la parte más alta de la cabeza y su forma es romboidal. La primera se cerrará hacia los seis meses; la segunda, entre los dieciocho y los veinticuatro meses. Y se puede percibir en su superficie el compás de los latidos del corazón.

Si las fontanelas están muy abultadas, puede ser síntoma de una excesiva presión intracraneal, por lo que hay que consultar al especialista; si están hundidas, se asocia a un problema de deshidratación.

■ **Los ojos.** Parecerán azules, pero la tonalidad posiblemente variará durante las doce primeras semanas, y hasta el año no se definirá el color definitivo.

- **Los genitales.** En general, estarán hinchados. Tanto en niños como en niñas, puede darse una ligera hinchazón del botón mamario y que salgan unas gotitas de leche de los pezones. Además, en las niñas, es probable que se produzca un pequeño sangrado vaginal: son las hormonas maternas circulando por el cuerpo del bebé, y no tiene mayor importancia.

- **Las uñas.** A veces, son lo suficientemente largas para que el bebé pueda arañarse el rostro, y, aunque todavía no deben cortarse, sí hay que limarlas (con mucho cuidado, por supuesto).

- **Las deposiciones.** Las primeras son pegajosas, de aspecto alquitranado y con un color entre verde oscuro y negro: es el meconio, que se ha ido acumulando en los intestinos del bebé durante el embarazo. Lo expulsará durante las primeras veinticuatro horas aproximadamente.

- **Peso.** Durante los primeros días bajará un 10 por ciento de su peso debido a la deshidratación después del parto y a la falta de alimento inicial.

EL PADRE

No olvidemos que él es el tercer gran protagonista y que su presencia es decisiva para crear un entorno apacible, atender cualquier necesidad de la madre y apoyarla, hacer de enlace con el personal sanitario, responsabilizarse de todas las gestiones, controlar y regular las visitas y estar pendiente de los otros hijos si es que los hay. Asimismo, puede aprovechar estos primeros momentos para empezar a establecer los importantes vínculos afectivos con su pequeño.

21

¿CUÁL ES EL SEGUIMIENTO HOSPITALARIO DEL BEBÉ?

El personal sanitario se encargará de controlar al bebé desde su nacimiento a partir de tres parámetros que serán registrados desde el primer día: peso, talla y perímetro cefálico. Este último sirve para detectar posibles problemas evolutivos: una cabeza demasiado grande (macrocefalia) o que crece más rápido de lo normal podría apuntar a una excesiva acumulación de líquido en el cerebro (hidrocefalia); una cabeza demasiado pequeña (microcefalia) indicaría que no se está desarrollando correctamente.

Además de estas tres mediciones, se harán al bebé muchas más pruebas para comprobar su perfecto estado y poder prever cualquier eventualidad.

LAS PRIMERAS VEINTICUATRO HORAS

- Prueba del talón.
- Comprobación mediante estetoscopio de corazón y pulmones.
- Revisión de la forma de la cabeza y de las fontanelas.
- Exploración de la boca, cuyas secciones deben haberse fusionado.

- Caderas, que tienen que estar bien encajadas.
- Revisión de manos, pies y columna vertebral, que debe ser recta y sin ningún tipo de anomalías.
- Reconocimiento de los ojos y examen para descartar cataratas.
- Examen del abdomen y del estado del cordón umbilical.
- Examen de la piel en busca de marcas de nacimiento.
- Examen de genitales y ano. En los niños, se comprueba que los testículos han descendido al escroto y que la apertura del pene está en su extremo y no debajo.
- Control de heces.

En algunos centros hospitalarios también se mide la capacidad auditiva del bebé:

- Cribado de emisiones otoacústicas: en el oído externo se coloca un audífono con un micrófono y se emiten unos pequeños sonidos; si el pequeño oye correctamente, queda registrado en un auricular.
- Cribado auditivo automatizado de tronco cerebral: se suele realizar cuando la prueba anterior no ha arrojado resultados concluyentes. En este caso, también se reproducen sonidos con auriculares y se monitoriza la respuesta cerebral gracias a unos sensores.

Antes de noventa y seis horas se extraerán unas gotas de sangre del talón del bebé para descartar algunas enfermedades poco frecuentes pero tratables. Es fundamental en la detección precoz de afecciones:

- **Fenilcetonuria.** Es hereditaria e influye en la capacidad de metabolizar fenilalanina (un aminoácido presente en los alimentos). Se trata con una dieta especial y, en caso de no hacerlo, puede provocar un retraso mental irreversible.
- **Fibrosis quística.** Es una enfermedad genética y degenerativa que afecta a los pulmones y al aparato digestivo. Se combina una dieta especial con fisioterapia y medicación, ya que el objetivo es alargar la vida del pequeño y que esta tenga una mayor calidad.
- **Hemoglobinopatías congénitas.** Los glóbulos rojos presentan forma de hoz, por lo que tienen dificultad para pasar por los vasos sanguíneos. Causa infecciones, dolor intenso y, en algunos casos, la muerte. Un tratamiento temprano contribuye a reducir su gravedad.
- **Hipotiroidismo congénito.** Los niveles de la hormona tiroxina son muy bajos, y esto causa problemas en el crecimiento y en el desarrollo cerebral. El tratamiento consiste en administrar tiroxina.

También es posible que aparezcan, aunque la mayoría de ellas no revisten gravedad:

- **Angiomas capilares (manchas de vino de Oporto).** Son debidos a un desarrollo anormal de los vasos sanguíneos en una zona de la piel y no desaparecen por sí solos. Normalmente se eliminan mediante tecnología láser.

- **Hemangiomas (marcas de fresa).** Surgen en los primeros días o semanas. Tienen relieve y son de color rojo brillante porque están formados por una gran cantidad de pequeños vasos sanguíneos. Desaparecen hacia los cinco años.

- **Melanocitosis dermales (manchas de color azul).** Se asemejan a cardenales y son comunes en bebés de procedencia asiática o de raza negra. Se detectan sobre todo en la base de la columna y detrás de las piernas, aunque también pueden aparecer en brazos y manos. No suponen ningún riesgo, y hacia los tres años ya han desaparecido.

- **Nevus capilares (marcas de la cigüeña).** Son manchitas rojas que generalmente se hallan en los párpados, la frente o la nuca. Se trata de capilares dilatados o vasos sanguíneos muy pequeños. No revisten importancia y suelen desaparecer por sí solos entre los dos y cinco años.

- **Orejas aplastadas o proyectadas hacia fuera.** Es debido a la posición del bebé en el vientre de la madre o como consecuencia del parto. Es transitorio y, por supuesto, no afecta a la capacidad auditiva.

- **Talipes posicional (pie zambo).** Los pies están curvados hacia dentro a la altura del tobillo o, en algunos casos, hacia fuera. Se debe a que los pies han estado presionados dentro del útero. Si se hace presión sobre la planta, vuelven a su posición normal. El tratamiento consiste en dar masajes regulares en el pie para ayudarlo a recuperar la posición correcta. A medida que el pequeño crezca y se mantenga erguido por sí solo, la posición del pie se enderezará. Se diferencia del talipes fijo, de mayor gravedad.

CUIDADOS ESPECIALES

Si se da cualquiera de los casos que enumeramos a continuación, el bebé es ingresado en la unidad neonatal de cuidados intensivos o de cuidados especiales.

- Parto prematuro: el bebé es más propenso a las infecciones y a los problemas respiratorios.
- Nacimiento a término pero el bebé es más pequeño de lo debido: hay que averiguar por qué y comprobar que sus constantes vitales sean las correctas.
- Tamaño del bebé mayor de lo normal porque la madre es diabética y él ha recibido la glucosa que ella no ha podido metabolizar.
- Necesidad de una intervención quirúrgica de urgencia, que habrá sido prevista, o no, desde el embarazo.
- Padecimiento de ictericia grave: el pequeño puede necesitar permanecer en la incubadora durante dos semanas o más.
- Parto múltiple: en el caso de que el peso y el estado de alguno de los bebés no sea el correcto.

22

¿QUÉ VENTAJAS E INCONVENIENTES TIENE DAR EL PECHO?

Si bien es sabido que se recomienda la lactancia materna como la mejor opción por múltiples razones que detallaremos más adelante, la decisión final de dar o no el pecho es algo muy personal; y también, por consideraciones médicas específicas, tal vez la lactancia materna no sea posible. En todo caso, si al final se opta por las leches de fórmula, la madre no debe sentirse en absoluto culpable por ello, ya que actualmente son una buena alternativa: satisfacen las necesidades del bebé y contienen la mayoría de las propiedades de la leche materna. Y, así, también el padre tiene la oportunidad, desde el principio, de reforzar su papel contribuyendo de forma activa a la alimentación del recién nacido.

ETAPAS DE PRODUCCIÓN DE LA LECHE MATERNA

Los pechos de una mujer no se llenan de leche por el hecho de haber dado a luz: es la succión del recién nacido la que provoca el incremento de prolactina (hormona que estimula los alvéolos mamarios para que produzcan la leche). Aproximadamente a la media hora de nacer, el bebé ya buscará de forma instintiva el pecho y tendrá suficiente capacidad de succión para extraerla.

- **Calostro.** Es una sustancia amarillenta y viscosa, muy rica en proteínas, vitaminas y minerales, y muy importante para el desarrollo del sistema inmunitario del pequeño; además, es el alimento del que se nutre durante los primeros tres o cuatro días. Se digiere muy rápidamente, con lo cual el bebé necesitará amamantarse con más frecuencia: eso es bueno, ya que vaciar los pechos estimula la subida de la leche.
- **Leche de transición.** Durante las dos semanas siguientes, la madre empezará a producir leche, aunque todavía tendrá restos de calostro.
- **Leche madura.** Más o menos a partir de los veintiún días se produce una subida significativa y aparece la leche definitiva. En el caso de cesárea, la subida de la leche puede demorarse.

VENTAJAS DE DAR EL PECHO

- Ayuda a prevenir al bebé de innumerables enfermedades: gastroenteritis, asma, dermatitis, infecciones respiratorias, otitis, obesidad, diabetes, leucemia, enterocolitis y síndrome de muerte súbita.
- Protección contra la diarrea y la neumonía (primeras causas de muerte entre los recién nacidos) y contra los problemas digestivos, que pueden incrementarse con la leche artificial.
- Se asocia a la reducción del riesgo de que la madre padezca diabetes, cáncer de mama y ovario.

- Una vez la lactancia está bien instaurada, refuerza el vínculo entre madre e hijo.
- Ayuda a las madres a recuperar con más rapidez el peso que tenían antes del embarazo.
- Ayuda a reducir las molestias del puerperio. La succión del bebé provoca que la hipófisis de la madre segregue oxitocina: dicha hormona estimula el útero y hace que se contraiga (para recuperar la normalidad), reduciendo así los loquios (véase el capítulo 25, «Cuáles son las principales molestias de la madre tras el parto?»).
- Es práctico y además gratis. No hay que estar pendiente de biberones, ni de esterilizar los utensilios ni de comprar leche de fórmula.

DUDAS QUE PUEDEN SURGIR

- **¿Se tiene menos leche si el pecho es pequeño?** La cantidad de leche que se produce depende en gran medida de las veces que la madre dé el pecho al bebé, ya que, como hemos dicho, la succión estimula la producción de leche; por lo tanto, el tamaño de las mamas no es relevante.
- **¿Hay que lavarse el pecho antes y después de cada toma?** En absoluto, ya que precisamente lo que atrae al bebé es el olor del seno lactante de su madre. Aparte del aseo diario, no deben aplicarse cremas hidratantes o lociones que contengan alcohol: es mejor impregnar el pezón, después de la toma, con la propia leche: es el antiséptico más eficaz.
- **¿Dar de mamar duele?** Durante la adaptación puede resultar

doloroso. Es importante que madre e hijo estén cómodos y en una posición adecuada, y asegurarse de que la boca del pequeño cubra bien toda la areola. Para evitar sufrir ciertas molestias o, en el caso de que aparezcan, poder tratarlas, véase el capítulo 43, «¿Cuáles son las secuelas físicas de la madre tras la cuarentena?».

- **¿Y si el bebé rechaza el pecho?** A veces le cuesta familiarizarse con el pecho. En estos casos, es importante mantener la calma: un simple cambio de postura (por ejemplo, no colocarlo de lado sino frente a la madre) puede ser la solución. Si con esto no basta, hay que pedir consejo al pediatra.

- **¿Y si no se tiene leche suficiente?** En realidad, todas las mujeres pueden generar la misma cantidad de leche. Lo que difiere de una a otra es la capacidad de almacenamiento: cuando se tiene más capacidad, el bebé obtiene mayor dosis; si la capacidad es menor, el bebé necesitará mamar más a menudo pero al final obtendrá la cantidad de leche que necesita.

- **¿Dar de mamar engorda?** En absoluto: de hecho, como ya hemos dicho antes, la lactancia ayuda a recuperar más rápidamente el peso anterior al embarazo. Lo único que no puede hacerse durante la lactancia es iniciar una dieta para eliminar los kilos sobrantes.

- **¿Cuánto tiempo hay que amamantar?** En realidad, lo ideal sería hasta los seis meses, pero la mayoría de las veces suele ser menos tiempo debido a la incorporación de la madre a la vida laboral.

- La madre no desea amamantar. Hay mujeres que no sienten ese impulso y que incluso les violenta pensar en ello, y no deben sentirse en absoluto culpables por ello, ya que no significa en ningún caso que sean unas «malas madres» ni que su instinto maternal sea menor.
- Estropea el pecho. Aunque recientes estudios de medicina estética señalan que, más que la lactancia, lo que deforma el pecho es el propio embarazo.
- Puede provocar un rechazo sexual en el padre. La idílica visión de una madre amamantando a su hijo puede hacer que el padre deje de ver a su pareja como un objeto de deseo, lo que puede afectar a la relación.
- Duele. No siempre y no a todas las mujeres, pero generalmente, hasta que la lactancia está bien asentada y la madre ha encontrado las posturas más adecuadas para el bebé y para ella, los inicios son dolorosos. Para otras molestias, véase el capítulo 43, «¿Cuáles son las secuelas físicas de la madre tras la cuarentena?».
- Exige tiempo y dedicación exclusiva de la madre y es agotador. A fin de paliar los efectos del cansancio y empezar a regular los ritmos adecuados de sueño, véase el capítulo 32, «¿Cómo y dónde debe dormir el bebé?».

Si decides no dar de mamar o interrumpir la lactancia materna, pide consejo a tu ginecólogo.

LACTANCIA MIXTA

Como ya hemos dicho, la lactancia materna exige tiempo y dedicación exclusiva por parte de la madre, que, además, no tiene quien la releve en ningún momento, y día y noche debe alimentar al bebé a demanda.

También, durante la etapa de la leche de transición, puede parecer que el bebé no se alimenta lo suficientemente bien, pero no es así: toma lo que necesita. Debido a este temor, muchas madres están tentadas de dar a sus bebés un complemento de leche de fórmula, lo cual es un error: no debería darse biberón (aunque sea de leche materna) hasta el final del primer mes, ya que la posición de la lengua es distinta al beber de un biberón que al succionar el pecho. Si el pequeño modifica la forma de mamar, es probable que no estimule de forma correcta el seno, lo que puede provocar la aparición de grietas o abscesos, de los que ya hablaremos más adelante.

Aunque, evidentemente, si el pequeño no queda satisfecho solo con la lactancia materna, debe recurrirse a la leche de fórmula, siguiendo siempre las indicaciones del pediatra.

ALGUNOS CONSEJOS GENERALES PARA ALIMENTAR A TU BEBÉ

- **Entorno.** Es aconsejable que siempre sea en el mismo lugar y en un ambiente relajado (por ejemplo, con música suave de fondo), sin presiones de ninguna clase. Alimentar al bebé requiere tiempo, predisposición y mucha paciencia.

- **Postura.** Debe ser lo más cómoda posible, tanto para la madre como para el bebé: en un sillón, butaca o en la cama, con el apoyo de cojines para mantener la espalda bien recta y los hombros relajados. La postura más usual es girando el bebé hacia la madre, bien cerca del pecho, de modo que el pezón quede a la altura de la nariz del pequeño.

- **La boca.** En caso de lactancia materna, el bebé buscará de forma instintiva el pecho, pero es posible ayudarle. El pezón debe quedar por entero dentro de la boquita y esta debe cubrir prácticamente todo el espacio de la areola. La madre puede sostener el pecho para que no presione la nariz del pequeño y este respire con normalidad mientras come.

- **Despierto durante la toma.** Es fundamental que el pequeño no se quede dormido mientras come. Véase también el capítulo 32, «¿Cómo y dónde debe dormir el bebé?».

- **Eliminar los gases.** Es importante que expulse los gases después de cada toma. Véase también el capítulo 32, «¿Cómo y dónde debe dormir el bebé?».

- **Cadencia de los senos.** Si se le da el pecho, la nueva toma deberá empezar por el último seno del que ha mamado el bebé, puesto que seguramente no lo habrá vaciado por completo.

- **Alimentación de la madre.** Debe seguir una dieta equilibrada, aunque no es necesario ingerir enormes cantidades de agua o de leche, tal como se recomendaba antes. Y tampoco hay que evitar tomar ciertas verduras (como el brócoli o los espárragos), ya que se ha comprobado que el bebé agradece la variedad de sabores. Sí se debe eliminar la ingesta de bebidas alcohólicas y de estimulantes (cafeína y teína).

Durante como mínimo un mes (los expertos señalan que la media ideal sería hasta los tres meses), la alimentación debería ser a demanda, ya que favorece que la lactancia se asiente y que la madre vaya adquiriendo más confianza.

Pero, cuidado, la lactancia a demanda no significa que la madre deba ofrecer el pecho al bebé siempre que a ella le parezca que su pequeño lo reclama. Precisamente esta es la parte más difícil de interpretar: si cuando el niño llora se le ofrece el pecho, sin duda se calmará; no obstante, su llanto no siempre está relacionado con la necesidad de alimento, por lo que es fácil entrar en un círculo vicioso (véase el capítulo 31, «¿Por qué llora el bebé?»). Es evidente que el pequeño tiene que estar bien alimentado y con todas las necesidades cubiertas, pero la lactancia materna no debe ser sinónimo de esclavitud por parte de la madre o de horarios caóticos, y, aunque el bebé es aún muy pequeño, sí podemos empezar a instaurar desde el principio algunas rutinas para establecer un ritmo pautado (véase el capítulo 32, «¿Cómo y dónde debe dormir el bebé?»).

23

¿CÓMO INICIAR EL DESTETE?

Debe llevarse a cabo siempre de forma gradual, algo sumamente necesario para el bienestar físico y psíquico del pequeño y, por supuesto, de la madre. Primero se establece un plazo previo para la interrupción de la lactancia materna y se va introduciendo el biberón poco a poco: el primer día, un biberón; después dos, etc.

Es probable que al principio el bebé lo rechace y necesite tiempo para acostumbrarse a la tetina, ya que es una forma de mamar distinta: el pecho de la madre exige más esfuerzo por parte del bebé para extraer la leche y, además, la posición de la lengua también varía.

ALGUNOS CONSEJOS

- **Alternar pecho y biberón.** El que te hayas incorporado a tu puesto de trabajo no tiene por qué suponer el abandono total de la lactancia: muchas mujeres la prolongan extrayéndose la leche y manteniendo las tomas de primera y última hora del día.

- **Reducir progresivamente la producción de leche.** Dejar de producir leche no es un proceso instantáneo; por lo tanto, no es aconsejable que dejes de amamantar de un día para otro ya que, si no extraemos la leche, se corre el riesgo de ingurgitaciones (que el pecho se llene demasiado) o, en el peor de los casos, de sufrir mastitis. Y, si la seguimos extrayendo, se mantiene la producción.

  Para lograr la reducción progresiva puedes usar sujetadores compresivos, aplicar paños tibios o agua caliente sobre el seno para aliviar la turgencia mamaria, etc. El ginecólogo te orientará sobre las medidas más adecuadas para que el destete no sea doloroso y, en caso necesario, te prescribirá medicación.

- **Cuidar la zona.** Dejar de amamantar conlleva una pérdida relativamente rápida del volumen de los pechos. Por ello, debes hidratar aún más la zona y usar sujetadores adecuados.

- **Cuidar a la madre.** Amamantar es un proceso hormonal, y dejar de hacerlo altera el estado de ánimo de las madres, que pueden experimentar tristeza, sentimiento de culpabilidad, soledad o melancolía.

- **Comprender al bebé.** Ya no dispone de ese vínculo íntimo que le une a la madre; ahora debe aprender a alimentarse de forma distinta y también a calmarse de otras maneras (el pecho tiene un magnífico poder relajante sobre el bebé). Por otra parte, durante un tiempo, el pequeño seguirá buscando de forma instintiva el pecho de la madre hasta que entienda que ya no puede hacerlo.

Cada madre elegirá el sistema con el que se sienta más cómoda, que le resulte más efectivo y menos doloroso. Al principio, se extraen apenas unas gotas de leche, ya que todos ellos requieren cierto aprendizaje.

- **Manual.** Consiste en presionar la mama con las manos y necesita de una buena dosis de paciencia y pericia. Supone un esfuerzo y no se aconseja para extracciones muy frecuentes.
- **Con sacaleches manual.** La madre regula mediante una palanca o con un mecanismo equivalente la presión sobre el pecho. Es más limpio y fácil que la extracción manual. Sirve para un solo pecho a la vez.
- **Con sacaleches eléctrico simple.** También sirve para un solo pecho a la vez. Es algo ruidoso (dependiendo del motor) y la madre regula la presión con una ruedecilla.
- **Con sacaleches eléctrico doble.** La extracción se lleva a cabo en los dos pechos a la vez, por lo que el reflejo de expulsión es mayor que si se realiza primero en un pecho y luego en el otro. Puede usarse en una sola mama.
- **Con sacaleches hospitalarios.** Recomendado para situaciones en las que el bebé no mama o mama muy poco y es preciso mantener o incrementar la producción de leche.

La cantidad que se extrae depende de algunas variables: el tiempo transcurrido desde la última toma o extracción, el estado emocional de la madre, la hora del día, etc.

CONSERVAR LA LECHE TRAS LA EXTRACCIÓN

- A temperatura ambiente: 6 horas (4 horas en verano).
- En el frigorífico: 6 días.
- En el congelador (aunque depende de la frecuencia con la que se abra):
  — De una o dos estrellas: 2 semanas.
  — De tres estrellas: 3 meses.
  — Separado: 6 meses.

La cantidad que se extrae depende de algunas variables: el tiempo transcurrido desde la última toma o extracción, el estado emocional de la madre, la hora del día, etc.

No hay que darle al niño la leche de la toma anterior si han transcurrido más de una o dos horas.

CALENTAR LA LECHE UNA VEZ FUERA DEL FRIGORÍFICO

- Colocar el recipiente de la leche bajo el agua caliente del grifo y mantenerlo allí hasta que la leche alcance la temperatura ambiente.
- Al baño maría. Hay que vigilar que no se caliente en exceso.
- Si es leche congelada, es mejor sacarla del congelador la noche anterior y dejarla en el frigorífico.
- Prohibido usar el microondas para descongelar o calentar la leche, puesto que esta pierde algunas propiedades.

24

¿ES ACONSEJABLE
EL USO DEL CHUPETE?

Este es otro tema controvertido, si bien está comprobado que el chupete ayuda a la hora de calmar la intensa necesidad de succión instintiva del bebé. También es habitual recurrir a él tras haber dado de comer al pequeño para que le ayude a dormir. Asimismo, le ayuda a relajarse cuando siente algún malestar o está impaciente por comer.

De hecho, muchos especialistas recomiendan su uso. La única consideración a tener en cuenta es que el empleo indiscriminado y por largo tiempo del chupete puede deformar el paladar del bebé si el modelo elegido es demasiado rígido y no cumple las normativas sanitarias vigentes.

Por supuesto, el chupete no debe usarse como sustitutivo del alimento, de los mimos o del cuidado que el recién nacido reclama a sus padres.

ALGUNOS CONSEJOS EN CUANTO AL USO

- Conviene que lo esterilices la primera vez y, posteriormente, enjuágalo a menudo y límpialo cada vez que se deje de usar o se caiga.
- Sustitúyelo cada dos meses aproximadamente y, ante señales de deterioro o dilatación, cámbialo por uno nuevo.
- Jamás debes impregnar el chupete de azúcar o miel.
- En los primeros meses, el uso del chupete durante el sueño protege al pequeño del síndrome de muerte súbita del lactante.
- A partir de los 12 meses, el uso del chupete debe limitarse a los momentos de sueño.
- A partir de los 18 meses, debería empezar a retirarse, pues favorece distintas dolencias y el desarrollo de malformaciones dentarias. Se permite su uso hasta los 2 o 3 años si solo se utiliza para dormir y no produce deformaciones en el paladar.

25

¿CUÁLES SON LAS PRINCIPALES MOLESTIAS DE LA MADRE TRAS EL PARTO?

Durante nueve meses tu cuerpo ha tenido que adaptarse al bebé y ahora, aunque poco a poco volverá a la normalidad, notarás una serie de cambios físicos. Estos son absolutamente normales, a pesar de que irán acompañados de dolor (a veces más ligero, y otras más agudo); no dudes en aceptar analgésicos los primeros días, si bien no hay que abusar de ellos, pues podrían enmascarar una dolencia más grave. Si el dolor persiste, debes comentarlo con el personal sanitario.

TIPOS DE MOLESTIAS

- **Loquios.** Son unas hemorragias debidas a que, durante el embarazo, el útero ha estado unido a la placenta por una serie de vasos sanguíneos que, con la expulsión de la placenta, se rompen. Contienen sangre, mucosa y tejido de la placenta. Suelen durar unos quince días, aunque en algunos casos (por ejemplo, en un parto múltiple, o si ya se ha tenido otro hijo o si el bebé ha sido grande) el útero se habrá desprendido más de lo habitual, por lo que estas pequeñas hemorragias se prolongarán.

- **Entuertos.** Son contracciones que facilitan que el útero vuelva a su tamaño normal. Comenzarán aproximadamente a las doce horas si el parto ha sido por cesárea y a las veinticuatro si ha sido vaginal, y suelen durar entre cuatro días y una semana. En una madre primeriza, no acostumbran a ser demasiado dolorosos, pero sí pueden serlo a partir del segundo parto.

Dar el pecho ayuda a que el útero vuelva antes a su estado normal, aunque las contracciones serán de mayor intensidad.

- **Sutura vaginal.** Entre un 30 y un 60 por ciento de las madres sufren algún pequeño desgarro que afecta a la piel y a las mucosas vaginales. Tras el parto, se aplican unos puntos de sutura reabsorbibles que cicatrizan en pocos días, aunque el proceso de cicatrización se alargará si el desgarro ha sido mayor (afectando a los músculos) o si se ha practicado una episiotomía. En estos casos, se sufrirá la tirantez de la sutura, la zona del perineo estará más sensible y el tejido que lo rodea se hinchará, pudiendo aparecer un pequeño edema.

Unos quince días después del parto, un especialista comprobará que haya cicatrizado bien.

Si se trata de una pequeña sutura, se pueden aplicar paños fríos en la zona para aliviar el dolor. También es importante llevar ropa cómoda y braguitas de algodón, extremar la higiene, combatir el estreñimiento y aplicar una crema cicatrizante que recetará el especialista. Es fundamental evitar las infecciones y no mantener relaciones sexuales durante los primeros treinta días. Si entonces la cicatriz no está curada del todo, debe consultarse con el médico.

Contrariamente a lo que suele decirse, no debe utilizarse un secador eléctrico para secar la zona, ya que puede provocar una retracción del tejido circundante y agravar las molestias, ni tampoco usar ninguna solución yodada.

- **Cicatriz de la cesárea.** La cesárea está considerada una cirugía abdominal mayor e implica, además, una sonda para la orina y un drenaje para la herida que serán retirados a las veinticuatro horas si todo evoluciona favorablemente.

La cicatriz tal vez impresione a las madres primerizas, ya que puede parecer de gran tamaño mientras el vientre siga dilatado.

Asimismo, a pesar de la incisión y tras un día de cama, hay que levantarse e intentar caminar con cuidado por la habitación, siempre con la ayuda de una enfermera y/o la pareja. Estos primeros pasos pueden ser dolorosos e ir acompañados de una ligera sensación de ahogo o mareo, pero es aconsejable empezar a caminar cuanto antes para evitar la mala circulación en las piernas y la consiguiente hinchazón.

Se puede utilizar una faja posparto, que aporta mayor seguridad al levantarse de la cama, tanto si el parto ha sido por cesárea como por vía vaginal.

- **Estreñimiento.** Es importante prevenir este problema con una dieta rica en fibras, beber 1,5 litros diarios de agua (preferiblemente rica en magnesio) y realizar masajes varias veces al día en el vientre, siguiendo el sentido de las agujas del reloj.

No hay que hacer fuerza al ir al baño. Para facilitar el descenso de las heces, ayuda colocar los pies sobre un taburete bajo e inclinarse un poco hacia delante, situando los codos en las caderas.

También se puede recurrir a un laxante suave, siempre bajo prescripción médica.

■ **Hemorroides.** Algunas mujeres las sufren ya durante el embarazo y son debidas a varios factores: al estreñimiento, al esfuerzo de pujar durante el parto y a la congestión venosa hacia el final del embarazo. Se pueden tratar con pomadas o supositorios, baños de asiento fríos y eliminando de la dieta las especies y, evidentemente, el alcohol y el café. También se recomienda utilizar un flotador para sentarse.

26

¿POR QUÉ ME SIENTO TRISTE?

Después del puerperio inmediato, en el que, como ya hemos dicho, la madre puede notar un estado de euforia gracias a las endorfinas segregadas tras el parto, es muy posible que experimente cierta tristeza e hipersensibilidad debido al abrupto descenso hormonal, a alguna complicación que haya surgido durante el parto, a las múltiples molestias físicas que pueda tener, al enorme cansancio que siente y a las pocas horas de sueño. También puede experimentar cierto sentimiento de abandono, ya que ahora el centro de atención es el bebé.

Además, aunque la madre haya tenido tiempo para hacerse una idea de lo que ocurrirá tras el parto, encontrarse «de repente» con su hijo puede causar cierto vértigo por todo lo que implica. Y lo mismo puede ocurrirle al padre.

Las crisis de llanto injustificado, el ánimo bajo y cierta ansiedad son perfectamente normales en los siguientes quince días; es lo que se llama la «melancolía de la maternidad».

En cualquier caso, no hay que angustiarse por ello, ya que son emociones propias de esta etapa, durante la cual los pensamientos y los sentimientos pueden ser contradictorios y, en ocasiones, irracionales. Es necesario, pues, comunicarse con los demás e intentar aliviar esa tensión.

Si pasados estos quince días los síntomas persisten, véase el capítulo 47, «¿Qué es la depresión posparto?».

- Restringir las visitas al círculo de los allegados y posponer las otras para más adelante.
- Dar apoyo emocional a la madre, animarla a que se desahogue y consolarla.
- Ayudarla en la logística diaria: limpieza de la casa, preparación de las comidas, etc.
- Ofrecerle compañía.
- La madre debe dormir cuando el bebé duerma, ya que los trastornos del sueño aumentan el estrés.
- Colocar la cuna del bebé al lado de la cama para controlarlo de cerca y facilitar así el amamantamiento.
- No poner a dormir al recién nacido en la cama de los padres, ya que esto puede perturbar aún más el sueño de la madre.
- La pareja debe repartirse el cuidado del bebé, o bien pedir ayuda a alguien de confianza.
- La madre debe disponer de momentos para pasear, salir de casa o relajarse.

Se calcula que durante el primer año de vida del bebé la madre llega a perder setecientas horas de sueño.

Aunque es muy poco frecuente (la sufren una o dos mujeres de cada mil), también existe la llamada «psicosis posparto». Aparece tras el alumbramiento y los síntomas pueden ser alucinaciones, delirios o intentos de lesionarse a sí misma o al bebé. Debe tratarse con antipsicóticos.

27

¿CÓMO ACTUAR SI EL BEBÉ AÚN ESTÁ EN LA INCUBADORA?

Si vuestro pequeño ha nacido antes de la semana 32, presenta un peso muy bajo o se le ha detectado cualquier patología que requiera asistencia, aún tendréis por delante una dura prueba que afrontar antes de poder volver todos a casa. Y es normal que os sintáis tensos y llenos de temor por lo que pueda ocurrirle al bebé. En cualquier caso, la mejor estrategia consiste en el refuerzo emocional, especialmente para aquellos padres que acostumbran a sentirse marginados de las atenciones médicas dirigidas al bebé.

ALGUNOS CONSEJOS

- Preguntad al equipo médico cualquier tema que os inquiete, puesto que estáis en vuestro perfecto derecho de saber. Por otra parte, conocer al detalle los procedimientos, las circunstancias de cada tratamiento o las posibilidades de éxito contribuye a aumentar vuestra seguridad y confianza.
- Reforzad la comunicación en la pareja. Hombres y mujeres suelen afrontar de forma diferente este tipo de situaciones:

el padre está más pendiente del aspecto científico de la cuestión o bien se deja llevar por la rabia; por el contrario, la madre es presa de la tristeza y de la melancolía. Es frecuente que, en estas circunstancias, no halléis un espacio común y que, a ojos de la madre, su compañero pueda parecer más insensible. Recordad: solo son dos formas distintas de gestionar las emociones.

Cuando vuestro hijo alcance los 2 kilos de peso, tenga más de 35 semanas de edad gestacional y se alimente adecuadamente estará en condiciones de irse a casa.

28

¿QUÉ HACER AL LLEGAR A CASA?

Por fin estáis en casa, y ahora ganaréis en intimidad e independencia, pero ya no dispondréis del mismo apoyo que teníais en el centro hospitalario, y deberéis aprender a familiarizaros con esta nueva situación.

Si bien es verdad que es una época llena de dudas, cansancio y preocupaciones, tened siempre presente que por fin disfrutáis de esa familia que tanto deseabais formar, y que los inconvenientes que conlleva no deben ensombrecer la oportunidad que supone para empezar a crear los maravillosos e inigualables vínculos con vuestro hijo y reforzar vuestra relación como pareja.

También vuestro bebé debe ir adaptándose a la vida extrauterina, tan distinta de la anterior y tan llena de estímulos no siempre agradables, y es que este nuevo entorno está lleno de novedades a las que se acostumbrará poco a poco.

- Organizad la logística del hogar desde el principio y repartíos las tareas; para ello, si es necesario, no dudéis en pedir ayuda a familiares o a amigos.
- Descansad tanto como sea posible. La madre debe aprovechar para dormir cuando el bebé duerma, ya que está comprobado que las subidas de leche provocan una gran fatiga física.
- Procurad relajaros. Ojo con recibir demasiadas visitas: lo más importante ahora es centraros en estar tranquilos y en las necesidades de vuestro hijo.
- Mantened la comunicación en la pareja, ya que hombres y mujeres afrontan de forma diferente esta nueva situación.
- Preguntad al pediatra sobre cualquier tema que os inquiete, lo cual contribuirá a que os sintáis más seguros.

29

¿CÓMO SE DESARROLLAN LOS CINCO SENTIDOS?

Durante los primeros meses, el sistema de comunicación es más sensitivo que social, y poco a poco los sentidos del bebé se van afianzando y cada uno de ellos evolucionará de forma natural. Por otra parte, la estimulación puede convertirse en un juego compartido entre padres e hijos, siempre y cuando se haga durante unos pocos minutos y comprobando en todo momento que el bebé se sienta a gusto.

De todas formas, cada niño evoluciona a su propio ritmo, y, si tenéis alguna duda sobre su desarrollo físico, social, motor o cognitivo, será el pediatra quien puede valorarlo.

LA VISTA

Aunque durante los primeros días su capacidad visual es muy limitada, el bebé aprende a mirar y enseguida reconoce a los más allegados (se fija en los ojos, el pelo o en el contorno de la cara).

Hacia los dos meses, la vista empieza a ser más nítida y puede estimularse renovando los juguetes y las imágenes que el bebé tiene a su alrededor. Este ya reconoce físicamente a sus padres, es capaz de fijar la mirada más tiempo y su perspectiva se ha ampliado hacia los lados, hacia arriba y hacia abajo.

A partir de los tres meses, ya diferencia los colores (prefiere el rojo y el amarillo al azul o al verde). Focaliza mejor los objetos a una distancia de entre veinte o treinta centímetros, y se le puede estimular con imágenes de colores vivos o con espejos.

EL OÍDO

Es quizá el sentido que más pronto desarrolla (el recién nacido ya distingue la voz de la madre), y le sirve de guía para orientar la mirada hacia el lugar de donde procede el sonido. Desde el primer mes responde a las voces. Las posibilidades de estimulación auditiva son innumerables: música suave, canciones de cuna, la voz de los padres, etc. El pabellón auditivo no está maduro, por lo que es más sensible que un adulto a un sonido agudo o estridente (aunque a nosotros no nos moleste).

A los dos meses reaccionará ante determinados sonidos: un sonajero, unas llaves, su voz o la vuestra. Empieza a comunicarse mediante la risa, balbuceos y pequeños gritos. Por vuestra parte, debéis cuidar el tono y el gesto con el que acompañáis cada frase, ya que el bebé puede diferenciar si se trata de palabras cariñosas o no; si eleváis la voz y os dirigís a él de modo imperativo, su reacción será de disgusto.

Hacia los tres meses, es posible que comience a escuchar de forma atenta si alguien le lee un cuento.

EL GUSTO

Está demostrado que los bebés lactantes son capaces de distinguir distintos sabores y mostrar si les gusta o no mediante diversas muecas. Así, si la madre sigue una dieta variada, el bebé disfrutará descubriendo nuevos sabores durante el amamantamiento.

EL OLFATO

También se desarrolla muy deprisa. Hacia los seis días de nacer, el pequeño es capaz de reconocer el olor de su madre si esta lo amamanta. Cuidado con aquellos olores más agresivos que hay que mantener alejados del niño: lejía, amoníaco, gasolina, etc.

EL TACTO

Aunque su capacidad de manipulación es muy rudimentaria aún, los padres pueden ayudarle a estimular el tacto: por ejemplo, exponiendo al bebé a diferentes texturas o gracias a los masajes, ya que toda su piel le permite experimentar agradables sensaciones.

30

¿CÓMO DUERME EL BEBÉ?

El sueño es fundamental en el correcto desarrollo del pequeño, ya que, al dormir, se segregan hormonas relacionadas con el crecimiento y la restauración de los tejidos, por lo que siempre se debe respetar su ciclo de sueño. A fin de ayudar al bebé a establecer su propio ritmo, tan pronto como lleguéis a casa, podéis instaurar unas rutinas de las que hablaremos al final de este capítulo.

EL SUEÑO ACTIVO Y EL SUEÑO TRANQUILO

El acto de dormir se inicia con el sueño activo, durante el cual el bebé mueve los globos oculares, hace muecas con la barbilla, respira de forma irregular, emite algún quejido y realiza pequeños movimientos con las extremidades. Es totalmente normal y no debemos interrumpirlo, ya que romperíamos el sueño y causaríamos malestar en el bebé. Dura entre 30 y 40 minutos más o menos.

El sueño tranquilo es una fase de sueño más profundo, en el que el bebé se muestra relajado por completo y respira suave y profundamente. También dura unos 30 o 40 minutos.

Va alternando el sueño activo y el sueño tranquilo durante las tres o cuatro horas que esté dormido.

Aunque hay que tener en cuenta que algunos niños son mucho más activos por la noche que por el día. Por ello, es necesario establecer ciertas rutinas desde el principio.

EVOLUCIÓN DEL SUEÑO

Hay que tener en cuenta que el ciclo de sueño de un recién nacido (ritmo ultradiano) es distinto al de un adulto (ritmo circadiano), por lo que no duerme durante muchas horas seguidas.

- **Las primeras semanas.** Se despierta cada tres o cuatro horas (ritmo ultradiano). Se produce una rápida disminución del período de sueño activo durante el día y un aumento por la noche.

- **Hacia los dos meses.** El sueño empieza a concentrarse más en las horas nocturnas.

- **A los tres meses.** Se establece con claridad el modelo diurno del sueño y de la vigilia, con un sueño durante el día consolidado con siestas bien definidas. Empieza a parecerse más al sueño de un adulto.

- **A partir de los cuatro meses.** Se inicia el ritmo circadiano de los adultos, que acaba consolidándose hacia los seis meses. El bebé duerme entonces entre once y doce horas, aunque se despierta entre cuatro y seis veces, volviendo a dormirse si ha adquirido un buen hábito. Durante el día, hace sus siestas correspondientes después de haber comido. A algunos bebés les cuesta establecer su propio ritmo, ya que necesitan un poco más de tiempo para que su reloj biológico evolucione.

Así como al principio las fases del sueño son solo dos, ahora consta de cuatro etapas:

- Somnolencia: los párpados se le cierran suavemente una y otra vez.
- Sueño liviano: está dormido pero se mueve y se sobresalta si oye algún ruido.
- Sueño profundo: apenas se mueve y está mucho más tranquilo.
- Sueño muy profundo: permanece tranquilo y sin moverse.

Actualmente se da demasiada importancia a los aparatos vigilabebés, ya que muchas veces solo sirven para mantener en vilo a los padres. Cuando al niño le sucede algo importante, su llanto es tan fuerte que se le oirá desde cualquier punto de la casa.

CÓMO ESTABLECER RUTINAS DESDE EL PRIMER DÍA

Es fundamental evitar futuros trastornos de sueño que puedan afectar seriamente al desarrollo del bebé (agresividad, hiperactividad, dificultades de aprendizaje, dolores de cabeza o intestinales, retraso del crecimiento, etc.). Por lo tanto, y siempre respetando las necesidades del bebé, asentar algunas pautas supone un aprendizaje progresivo y encaminado a otorgar una mayor seguridad al pequeño. No hay que culpabilizarse ni pensar que se está creando algún trauma al niño; al contrario, estamos ayudándole a organizar su ritmo. Estas rutinas, tal como se recomienda en el método Estivill, son las siguientes:

- Siempre que sea posible, alimentar al bebé en el mismo lugar, con música ambiental suave y con una temperatura agradable.
- Mientras come, evitar que se duerma, ya que esto no favorece en absoluto la buena alimentación ni el aprendizaje posterior del hábito del sueño; mantenerlo despierto ayuda a que el bebé coma más y asocie la comida con el estado de vigilia. Podéis ayudarle a que no se duerma hablándole con suavidad y acariciándole.
- Después de cada toma, es necesario sostenerlo en brazos, medio incorporado y despierto, frente a vosotros y sujetándole la cabecita (así podrá veros) durante unos 10 o 15 minutos para que elimine los gases y evitar así posibles cólicos. Importante: no es necesario darle golpecitos en la espalda para que eructe, ya que el aire acumulado saldrá por sí solo si el niño está ligeramente erguido.
- Justo después de comer, cambiarle el pañal (hablándole, sonriéndole y acariciándolo); también podéis aprovechar para hacerle un masaje, siempre manteniendo al bebé despierto.
- Seguidamente colocarlo en la cuna para que aprenda a dormirse solo. Si utiliza chupete, debéis colocárselo todas las veces que se le caiga. Nunca hay que dormirlo en brazos ni acunarle (recordad que en el útero se dormía solo): ya le habéis dado todos los mimos que necesita mientras está despierto o alimentándose.
- Durante la noche, la madre puede amamantar al bebé en su cama, mantenerlo despierto hasta que expulse los gases, cam-

biarle el pañal si es necesario y volver a colocarlo en la cuna. Aquí, el tiempo dedicado será menor, ya que la alimentación nocturna irá desapareciendo a medida que el bebé duerma más horas seguidas. También iréis reduciendo las raciones de las tomas nocturnas (esto es posible solo en el caso de los biberones, claro), con el objetivo de que se acostumbre a ingerir la mayor parte de su dosis diaria durante las tomas de la vigilia.

- Es importante no despertarle para comer (a menos que hayan pasado unas cinco horas desde la última toma). Si el bebé tiene entre cuatro y cinco semanas y su peso es normal, ya es capaz de permanecer cinco o seis horas sin ingerir alimento.
- También es importante que la madre duerma cuando el bebé duerme; entre otras razones, para evitar la depresión posparto, ya que uno de los motivos de esta última es la falta de sueño que la madre arrastra.

Asociad las tomas a contextos diurnos y nocturnos. Desde que nace, el bebé debe saber diferenciarlas. Durante el día: una buena iluminación natural y música suave para que no se duerma; así asociará la comida con estar despierto. Por la noche: reducid al máximo los estímulos; de esta forma asociará el sueño con la oscuridad y el silencio.

La primera toma del día debe ser siempre a la misma hora, con unos 30 minutos de diferencia; de este modo el organismo del bebé se adaptará más fácilmente al ritmo que deseamos.

De cada diez lactantes, uno tiene dificultades para regular los ritmos: aún no han logrado adaptarse totalmente a la vida extrauterina y, por lo general, les cuesta tranquilizarse solos. No debéis perder la calma.

31

¿POR QUÉ LLORA EL BEBÉ?

El llanto puede ser debido a muchas razones. Si el pequeño ha realizado su toma menos de dos horas antes, es muy probable que el hambre no sea el motivo de su inquietud.

Entre el 80 y el 90 por ciento de los bebés dedican de 20 minutos a una hora diarios a llorar. Este es el único recurso a su alcance para atraer vuestra atención y daros un mensaje sobre lo que necesita: desde un cambio de pañal hasta, sencillamente, liberar tensiones. Al principio es normal angustiarse, ya que tardaréis un tiempo en entender su forma de comunicarse. Por eso mismo, los llantos desgarradores de un niño han sido diseñados por la naturaleza para poneros en estado de alerta y que reaccionéis protegiendo a vuestro pequeño.

MOTIVOS DEL LLANTO

- **Cólicos.** Aparecen en las primeras semanas de vida. Para mayor información, véase el capítulo 36, «¿Qué son y cómo tratar los cólicos del lactante?».

- **Dolor.** Las causas pueden ser muchas: gases, estreñimiento, dermatitis del pañal, dolor de oídos, de cabeza, etc. La cuestión es ir descartándolas y, en caso de duda, acudir al pediatra.

- **Hambre.** Primero, el pequeño ya os avisa con diversas pistas: se muestra nervioso, se mete las manos en la boca, vuelve la cabeza o abre la boca si le tocáis el mentón. Hay que darle enseguida de comer, puesto que si acaba llorando la tensión acumulada le impedirá succionar de la forma correcta.

- **Incomodidad.** Si se siente incómodo físicamente (está sucio, tiene demasiado frío o calor, etc.), se muestra confuso e irritable. Una vez solucionado el problema, si sigue estando nervioso, es fácil calmarlo con la voz de la madre o con sonidos de baja frecuencia (susurros, canciones de cuna, música suave o los latidos del corazón).

- **Intolerancia alimentaria.** Las más comunes son la intolerancia a las proteínas de la leche de vaca o a la lactosa de la leche (dos afecciones totalmente distintas). Aunque el bebé no tome el biberón, puede mostrar síntomas, puesto que, a través de la leche de la madre, ingiere los mismos alimentos que ella. Una serie de indicios nos advierten de estas intolerancias: cólicos, eccemas o irritaciones en la piel o dermatitis del pañal. Como siempre, en caso de dudas, debe consultarse al pediatra.

- **Sobreestimulación.** A menudo, mientras va adaptándose a la vida extrauterina, el bebé puede sentirse confuso y alterarse si hay demasiada actividad a su alrededor, porque su sistema nervioso aún no está desarrollado por completo. Además, algunos bebés se alteran con más facilidad al ser altamente sensibles. Lo mejor es

150

ofrecerles un ambiente tranquilo evitando las voces estridentes o los ruidos fuertes.

- **Sueño.** Si ha habido una sobreestimulación, es posible que el bebé no consiga conciliar el sueño. Entonces, lo mejor es dejar que llore para que pueda liberar la tensión acumulada y, pasados unos minutos, calmarlo.

- **Necesidad de afecto o de compañía.** Es importante que el bebé se sienta querido y protegido, por lo que, en este caso, unas palabras dulces y tiernas y unas cuantas caricias harán que se tranquilice.

¿CÓMO CALMAR UN LLANTO DEL QUE DESCONOCEMOS EL MOTIVO?

Tras descartar las causas anteriormente citadas y si aún no tenéis claro el motivo del desconsuelo de vuestro hijo, podéis recurrir a algunas tácticas:

- No cogerlo demasiado en brazos ni que lo hagan muchas personas distintas, ya que podría sufrir sobreestimulación.
- Bañarlo: el agua suele relajar a los bebés.
- Darle un masaje: si le incomoda estar desnudo, podéis dárselo sin quitarle la ropa.
- Distraerle. Podéis cantarle una canción o contarle un cuento, repitiéndolo una y otra vez.
- Hacer que escuche música suave, hablarle en un tono bajo y continuado o cantarle una nana.

- Mecerle suavemente tanto en posición horizontal como vertical; en este último caso, también le permitirá expulsar gases o eructos. Es importante que no se duerma, ya que entonces se acostumbrará a que lo mezan para conciliar el sueño.
- Ofrecerle el chupete: el estómago y los músculos del bebé se relajan cuando succiona, por lo que supone para él un gran alivio. No recurrir al pecho o al biberón puesto que asociará el consuelo con la alimentación.
- Pasear: el vaivén del movimiento relaja al pequeño. De nuevo es importante que no se duerma porque, si lo hace, asociará el movimiento del cochecito con el sueño.

32

¿CÓMO Y DÓNDE DEBE DORMIR EL BEBÉ?

Son varias las teorías y mucho han cambiado durante los últimos años, pero actualmente está comprobado que la mejor postura es boca arriba, ya que, al dormir de lado, el bebé puede acabar tumbándose sobre el vientre.

Y nunca debe dormir boca abajo (tal como antes se aconsejaba), ya que esta postura es la responsable de un gran número de casos de muerte súbita (véase el capítulo 35, «¿Qué es el síndrome de muerte súbita del lactante?»).

Si el bebé sufre alguna deformación posicional del cráneo o tiene un problema importante de regurgitación, es necesario preguntar al pediatra si se debe variar la postura; se podría, por ejemplo, colocar al bebé ligeramente de lado, al tiempo que impedimos que se vuelva sobre el vientre con una toalla enrollada o un cojín ergonómico (los hay diseñados para estos casos).

Debe dormir siempre, siempre en su cuna (o en el moisés si no está en casa): es del todo desaconsejable la técnica del colecho. Hablaremos de ello más adelante en este mismo capítulo.

Recordemos que la cabeza del bebé no es una estructura rígida, sino que el cráneo está formado por las fontanelas, que no están soldadas para permitir el crecimiento del cerebro. De modo que una presión fuerte o constante puede deformar su estructura. Así que el apoyo prolongado del cráneo sobre el colchón o la hamaquita, donde colocamos al bebé, puede facilitar que aparezcan deformidades.

Estas deformidades influyen decisivamente en el desarrollo psicomotor y cognitivo, además de afectar a la estructura maxilar, dental e incluso a la capacidad visual.

Tipos de deformidades

- **Braquicefalia:** aplanamiento de toda la parte posterior del cráneo.
- **Plagiocefalia:** el aplanamiento posterior se da solo en un lado (el derecho o el izquierdo).

Hay que estar alerta

- Si, mirando el cráneo de frente, aparece un alargamiento de la parte superior.
- Si, vista de perfil, la frente está abombada.
- Si, mirando las orejas de frente, una oreja está más avanzada que la otra.

- Si, mirando por debajo del cráneo, se observa una falta de continuidad en la parte posterior de la cabeza (llamado «occipucio»), con aplanamiento posterior y avance de una oreja en relación a la otra.

Cómo evitarlas

- Desde el primer día (y con el bebé colocado sobre la espalda, como ya hemos dicho), hay que ir alternando la dirección de la cabecita del lado derecho al lado izquierdo. La alternancia puede ser después de cada toma o día sí, día no. Incluso en brazos o en el portabebés, hay que estar pendientes de poner la cabeza de un lado distinto cada vez.
- A partir de las dos semanas, mientras está despierto, debe tumbarse al bebé sobre el vientre, a fin de que ejercite los músculos del cuello. Poco a poco, y a medida que crezca, pueden situarse estímulos visuales y auditivos a su derecha y luego a su izquierda para que mueva la cabeza y la mueva de un lado a otro.
- A los dos meses, se le puede dejar boca abajo sobre una manta, ya que esto contribuye a fortalecer el cuello. Hasta los cuatro meses aproximadamente, el bebé no levanta del todo la cabeza estando boca arriba.

¿EL BEBÉ RESPIRA?

Cuando duerme profundamente, se diría que el bebé no respira. Esto puede causar una lógica preocupación en los padres, ya que es posible que se imaginen que su hijo padece alguna dolencia importante o que, en el peor de los casos, se trata del síndrome de muerte súbita del lactante.

Sin embargo, el hecho de que el recién nacido siga un patrón irregular de respiración es algo absolutamente normal. Puede pasar de sesenta respiraciones por minuto cuando está más activo a dejar de respirar durante 5 o 10 segundos, en especial si está dormido.

Hay que dar la señal de alarma si el bebé sobrepasa los 10 segundos sin respirar o su piel adquiere un tono algo azulado: en estos casos hay que acudir de inmediato al servicio de urgencias.

RIESGOS DEL COLECHO

Actualmente, son muchos los defensores del colecho (el bebé duerme en la cama de los padres); argumentan que facilita la lactancia por la noche porque es más cómodo para la madre y refuerza los vínculos con esta.

Pero lo cierto es que son muchos los riesgos que esta práctica conlleva para el bebé:

- Se incrementan las posibilidades de sufrir el síndrome de muerte súbita.
- Podría sufrir sofocación.
- La nariz y la boquita del bebé podrían quedar aplastados contra el pecho de la madre si esta, debido al cansancio que experimenta, se duerme durante la toma.
- Podría asfixiarse al quedar tapado por la manta o el edredón.

- Podría caer de la cama.
- Podría volverse sobre su vientre o uno de los padres podría empujarlo sin querer, haciendo que el bebé quedara boca abajo con el rostro hundido en el colchón.

Asimismo, y por los mismos motivos expuestos anteriormente, el pequeño tampoco debe dormir en ninguna superficie blanda (cobertores, edredones, sofás, camas de agua, etc.).

Para que te resulte más cómodo dar el pecho por la noche, debes colocar la cuna al lado de la cama; así, podrás vigilar el sueño de tu bebé. También existen las llamadas **«cunas sidecar»**, que se acoplan al lecho materno y permiten hacer los traspasos con facilidad.

No es necesario que el bebé duerma con vosotros en la misma cama para fortalecer vuestra relación con él: disponéis de todo el día para relacionaros y crear vínculos, y de toda la vida para reforzarlos y disfrutar con y de vuestro hijo.

33

¿CÓMO BAÑAR AL BEBÉ?

Los primeros días será suficiente con limpiarle con una esponja suave y agua templada, o con toallitas húmedas o cremas específicas para el aseo.

A la hora de bañarlo, debéis tenerlo todo preparado (esponja natural y especial para bebés, jabón neutro, ropa limpia, pañales y toalla de algodón). La temperatura del agua debe ser de unos 36 o 37 °C, y la de la habitación, agradable (entre 22 y 25 °C), puesto que los recién nacidos aún no regulan bien su temperatura corporal.

Es mejor que haya poca agua y que, por supuesto, no cubra al bebé (así se facilita la cicatrización del cordón umbilical).

Después de desnudar al bebé, hay que limpiar la zona del pañal.

Debéis coger al bebé con ambas manos y sumergirlo en la bañera, siempre con la cabeza por encima del nivel del agua. Lo mejor, en este caso, es poner un brazo bajo su espalda, de manera que el bebé apoye la cabeza en vuestro antebrazo, y sujetarlo firmemente pero con delicadeza.

Con la esponja enjabonada, podéis ir humedeciendo y lavando aquellas partes de su cuerpo más propensas a sudar: pliegues de brazos y piernas, axilas, cuello, etc. Tampoco debéis olvidar los genitales y el culito.

No hay nada que impida que bañéis al bebé mientras tenga aún restos de cordón umbilical, pero sí es importante tener en cuenta algunas medidas que detallamos más adelante en este mismo capítulo.

Es preferible que el baño sea siempre a la misma hora; no importa en qué momento del día.

Asimismo, es bueno aprovechar este rato para jugar y disfrutar con el pequeño, aunque es muy probable que las primeras veces llore al entrar en contacto con el agua. Si, por el contrario, vuestro bebé se revela un amante del agua, puede disfrutar chapoteando durante unos 5 o 10 minutos como máximo, a fin de que no se le reseque la piel.

Una vez finalizado el baño, debéis envolverlo rápidamente en una toalla y secarle a conciencia mediante pequeñas presiones (jamás lo friccionéis) y prestando especial atención a los pliegues bajo el cuello, las axilas, etc.

Por otro lado, es recomendable utilizar una bañera especial para bebés, ya que en el lavabo o en una bañera normal podría golpearse con los grifos.

Durante el baño, no dejéis solo al bebé en ningún momento.

EL CUIDADO DEL CORDÓN UMBILICAL

En ocasiones el cordón puede estar pegajoso y rara vez se llega a infectar, pero requiere el máximo cuidado por vuestra parte. Debéis aplicar a diario un poco de alcohol de 70° con una gasa y sin presionar; las manos tienen que estar perfectamente limpias. Dejad que se seque solo y, para que la herida transpire, cubridlo de nuevo con una gasa suave. No hay que usar polvos ni fajas. Esta operación debe repetirse entre tres y cuatro veces al día, aprovechando el cambio de pañal. Al cabo de siete a diez días, el cordón umbilical del bebé se seca, adquiere una tonalidad marrón y se cae, aunque algunos tardan un poco más: en ocasiones, hasta un mes.

34

¿CÓMO CAMBIAR EL PAÑAL?

Durante el primer año de vida del bebé, los padres cambian una media de seis a ocho pañales al día; una cifra nada desdeñable para un acto más complejo de lo que parece.

ALGUNOS CONSEJOS

- Espacio de trabajo. Lo ideal es tener un cambiador fijo. Si debéis cambiarlo fuera de casa, podéis recurrir a cambiadores de viaje que permiten apoyar el cuerpo del bebé sobre una superficie mullida e impermeable. Además, cada vez hay más espacios públicos que cuentan con cambiadores para bebés e incluso salas reservadas para lactancia.
- Kit imprescindible. Antes de empezar, comprobad que todo esté al alcance de la mano: toalla de algodón, toallitas húmedas, agua y jabón neutro, una muda completa, crema y pañales.
- Desnudar al bebé de cintura para abajo. Debe haber espacio suficiente para maniobrar con el bebé y no manchar la ropa limpia; además, es mejor que le quitéis los calcetines,

puesto que en cualquier momento pueden salir volando y acabar dentro del pañal sucio. Importante: al notar la diferencia de temperatura ambiental, es probable que vuelva a hacer pis. Si es un niño, sin el freno del pañal sobre el pene, podéis imaginaros cómo acabará todo alrededor.

- Distraer al bebé. Al sentirse desnudo, tal vez se ponga nervioso; entonces, podéis hablarle con dulzura o colocar un móvil por encima de su cabeza para que se calme.

- Limpiar a conciencia y con sumo cuidado. Las niñas requieren un mayor cuidado para limpiar los pliegues de la vagina; debe hacerse de delante hacia atrás para evitar posibles infecciones. En el caso de los niños, hay que asegurarse que bajo el escroto no quede ningún residuo. Durante las primeras semanas, es preferible usar agua templada y una esponja especial antes que las toallitas húmedas, las cuales podrían contener alguna crema o sustancia que afecte al pH de la piel.

- Secar suavemente. Usad una toalla para eliminar cualquier resto de humedad que podría provocar rozaduras u hongos.

- Aplicar una buena dosis de crema. O cualquier otra loción para evitar la dermatitis del pañal, si lo consideráis necesario. En las primeras semanas, algunos expertos recomiendan evitarlas.

- Colocar el pañal. Con una mano levantad ambas piernas, alzad las nalgas ligeramente para situarlo en la mejor posición y deslizad el pañal bajo el bebé.

- El cordón umbilical. Si aún no se le ha caído, tened cuidado de que no quede atrapado o presionado.

- Último repaso. Aseguraos de que el bebé está del todo limpio. Entonces ya podéis vestirlo.

Evitad los pijamas o las prendas de cuerpo entero: a los bebés no les gusta que les pasen ropa por la cabeza. Los de dos piezas resultan más prácticos.

Nunca, en ningún momento, debéis apartar la vista del bebé: aunque parece que no puede desplazarse, se producen muchísimos accidentes por haberlos desatendido unos segundos.

Para comprobar que el pañal no está excesivamente apretado, introducid uno o dos dedos entre el cuerpo del bebé y el pañal, a la altura de la cinturilla: los dedos deben caber y el pañal tiene que estar ajustado a esa altura.

35

¿QUÉ ES EL SÍNDROME DE MUERTE SÚBITA DEL LACTANTE?

Se diagnostica este síndrome cuando un niño menor de un año muere de forma repentina y no puede determinarse la causa exacta de la muerte, aun después de realizar una investigación médica y legal exhaustiva, que incluye una autopsia.

El SMSL afecta con más frecuencia a bebés que tienen entre uno y cuatro meses, y en el 90 por ciento de los casos a bebés de menos de seis meses. Ocurre con mayor frecuencia entre las diez de la noche y las diez de la mañana, mientras los pequeños duermen. Este síndrome es particularmente devastador para las familias, debido a que ocurre de forma inesperada.

En las últimas tres décadas se ha avanzado mucho en las investigaciones sobre el SMLS, pero desafortunadamente todavía se desconoce la causa exacta que lo provoca.

La mayoría de los expertos creen que se debe a alguna anomalía subyacente (por ejemplo, un funcionamiento anormal o inmaduro del corazón o del aparato respiratorio), o a que el bebé está expuesto a ciertos factores de riesgo, como dormir boca abajo o con ropa de cama blanda o acolchada, durante una etapa crucial de su desarrollo.

Los factores de riesgo que pueden provocar la muerte súbita son:

■ **Bebés prematuros o con muy bajo peso.** Cuanto más prematuro sea el bebé y más bajo su peso, mayor es el riesgo de que sufra el síndrome de muerte súbita.

■ **Una madre menor de veinte años o fumadora.** El riesgo también aumenta para los bebés cuyas madres son adolescentes o han fumado o tomado alcohol durante el embarazo.

■ **Tener muchos hermanos y, sobre todo, si se llevan pocos años.** El riesgo de sufrir el síndrome aumenta con cada bebé que tiene una pareja. Además, mientras más corto sea el intervalo entre los embarazos, mayor será el riesgo.

■ **Sufrir un episodio que aparentemente puso en riesgo su vida.** Los bebés que han vivido alguna circunstancia que ha puesto en peligro sus vidas (dejar de respirar, ponerse pálido, azul y flácido y necesitar de la resucitación).

■ **El sexo.** Los bebés varones tienen un riesgo ligeramente superior al de las niñas, en una proporción de 1,5 a 1.

RECOMENDACIONES PARA REDUCIR EL RIESGO DE MUERTE SÚBITA

■ **Acostar al bebé en la cuna y boca arriba.**

■ **Seguridad en la cuna.** El colchón debe ser firme, plano y con buena transpiración. Luego hay que colocar una sábana ajustable;

también se puede recubrir el colchón de un protector de tela fina. No poner almohada ni dejar juguetes en ella. Se recomienda no cubrir al bebé con mantas o sábanas normales, y vestirlo con pijamas de una pieza (que tapan los pies). Es importante que mientras duerma, aunque sea en el carrito, la cabeza no esté cubierta. Existen unas mantitas especiales parecidas a un jersey sin mangas, en forma de bolsa cerrada por abajo, en la que el bebé queda calentito pero sin el riesgo de que le tape la cara o la cabeza.

No hay que colocar protectores acolchados a su alrededor, ya que pueden causar asfixia o estrangulación. Además, así podréis ver mejor al bebé.

■ **No abrigar demasiado al bebé.** Como máximo, debe llevar una capa más de ropa que los adultos.

■ **Dormir en la misma habitación que el bebé.** Al menos, hasta los cuatro o seis meses, y que la cuna esté junto a la madre.

■ **No acostar al bebé en la cama de los padres.** Como ya hemos dicho, el colecho es totalmente desaconsejable; véase el capítulo 32, «¿Cómo y dónde debe dormir el bebé?».

■ **Lactancia materna.** Lo ideal sería que el bebé mamara como ya hemos mencionado, al menos seis meses, si es posible.

■ **Ofrecer el chupete para dormir.** Aunque algunas investigaciones han demostrado que el chupete puede reducir el riesgo de muerte súbita, no está muy clara cuál es la relación causa y efecto; según afirman, ayudan a un microdespertar espontáneo después de una pequeña pausa respiratoria. Se aconseja usarlo durante el primer año, tanto en las siestas como por la noche.

Si el bebé se duerme en su asiento especial del coche o, por ejemplo, en su sillita debe ser por poco tiempo (especialmente si tiene menos de cuatro meses), porque podría asfixiarse si la cabeza está demasiado inclinada hacia delante.

36

¿QUÉ SON Y CÓMO TRATAR LOS CÓLICOS DEL LACTANTE?

Suelen surgir cuando el pequeño ya se alimenta con normalidad (entre las 3 y las 4 semanas), alcanzan el punto más crítico hacia las 6 semanas y disminuyen o desaparecen a los 3 meses o, en ocasiones, pueden durar hasta los 6.

Aunque para el bebé son muy dolorosos y para los padres resultan muy desesperantes, no se trata de una enfermedad y se acaban de forma espontánea. Los bebés que sufren cólicos están sanos y crecen sin problemas.

Al inicio de los cólicos, es recomendable informar al pediatra para descartar otras dolencias.

CAUSAS PROBABLES

No se sabe con exactitud cuáles son las causas ni por qué unos niños los padecen y otros no. Además, los cólicos afectan tanto a bebés que toman el pecho como el biberón.

Algunos estudios apuntan a una suma de factores:

- Exceso de gases.
- Inmadurez del sistema digestivo.
- El lugar que ocupa el niño en la familia (son más frecuentes en los primogénitos).
- La postura en la que los bebés occidentales son alimentados: tendemos a situarlos en posición más horizontal que vertical, por lo que tragan más aire.
- Intolerancias alimentarias.

CARACTERÍSTICAS DE LOS CÓLICOS

Normalmente aparecen a diario, hacia las seis o las siete de la tarde y antes o después de la toma más cercana a estas horas.

SÍNTOMAS

Abdomen distendido y duro, expulsión de gases, puños cerrados, piernas flexionadas, espalda arqueada y enrojecimiento de la piel. El llanto es inconsolable y constante, y se inicia y se acaba de forma brusca; puede durar unos minutos o varias horas.

CÓMO ALIVIARLOS

- Proseguir con la lactancia materna si se le estaba dando el pecho, ya que puede evitarlos o, al menos, mitigarlos.
- No adelantar la introducción de alimentos sólidos.

- No cambiar la marca de la leche (si se alimenta con biberón) sin la prescripción del pediatra.
- Evitar la sobrealimentación: en muchas ocasiones, nos sentimos tentados de ofrecerle el pecho o el biberón para calmarlo; sin embargo, esto solo agrava el problema, ya que el bebé tragará más aire, acumulará gases y tendrá que digerir la leche que tome, lo que prolongará aún más el cólico.
- Calmar el llanto del bebé: podemos acariciarlo y, si es preciso, cogerlo en brazos.
- Mecer al bebé tumbado boca abajo.
- Eliminar el exceso de estímulos (luz, música, etc.).
- Poner sobre las rodillas una bolsa de agua caliente (asegurándose de que no queme) envuelta en una toalla y colocar al bebé encima y boca abajo. Este remedio también sirve para expulsar los gases.
- Evitar las sacudidas fuertes al mover al bebé.

37

¿ES ACONSEJABLE DAR MASAJES AL BEBÉ?

Varios estudios sostienen que el masaje es uno de los medios más efectivos para estimular el desarrollo fisiológico, psicológico y emocional del bebé, y que son muchas las ventajas: consolida el vínculo entre padres e hijo, ayuda a calmar el llanto, alivia los cólicos, mejora el estreñimiento e induce al sueño.

Si el bebé no consigue relajarse durante los masajes, puede ser debido a la inmadurez del sistema nervioso; quizá aún no esté preparado para recibirlos.

ALGUNOS CONSEJOS

- Entorno cálido: temperatura entre 22 y 25 °C.
- Horario estable, con sesiones cortas de unos 5 minutos al principio y de unos veinte cuando sea un poco mayor. Vosotros decidís cuál es el momento más adecuado, pero si el pequeño está cansado o tiene hambre, no se mostrará muy colaborador. Tampoco son aconsejables tras la toma para no perturbar la digestión.

- Ambiente relajado y tranquilo; podéis hablarle o cantarle dulcemente.
- Mantener el contacto visual con el bebé.
- Observar la respuesta del bebé: si se muestra incómodo, parad inmediatamente.

CÓMO REALIZAR LOS MASAJES

- Dad pequeños toques y fricciones sobre la piel.
- Aplicad en vuestras manos crema hidratante para bebés, aceite de oliva o aceite de almendras dulces neutro (los aceites esenciales pueden provocar alergias antes de los tres años, ya que el pH del bebé es muy delicado) y, a continuación, extendedlo sobre la piel del bebé.
- Las friegas deben ser firmes pero hechas con suavidad.

Paso a paso

■ **Cabeza.** Con el bebé boca arriba, acariciad suavemente y de forma circular la coronilla (evitando las fontanelas), descended hasta los mofletes y luego centraos en el óvalo de la cara.

■ **Pecho y barriga.** Masajead el pecho con movimientos descendentes. Al llegar a la barriga, con las puntas de los dedos, describid movimientos circulares en el sentido de las agujas del reloj y hacia fuera. Este masaje previene y alivia los cólicos.

- **Brazos y manos.** Formad un anillo con vuestras manos y deslizadlo por cada extremidad. Con el pulgar, acariciad la palma de la mano del bebé y estirad finalmente cada dedito con suavidad.

- **Piernas y pies.** Reseguid los muslos hasta las rodillas. Frotad con suavidad los tobillos, las plantas de los pies y los dedos.

- **Boca abajo.** Tras completar el masaje boca arriba, dadle la vuelta al bebé y seguid por la parte de atrás con movimientos descendentes desde la cabeza.

38

¿CUÁLES SON LAS AFECCIONES MÁS HABITUALES DEL BEBÉ?

Durante las primeras semanas, pueden aparecer una serie de pequeñas infecciones, que no requieren una visita al pediatra pero sí un cuidado especial.

DERMATITIS DEL PAÑAL

Aunque hoy en día los pañales son mucho más absorbentes y respetuosos con la delicada piel del bebé, es posible que la piel se enrojezca.

Tratamiento

Limpiad toda la zona con agua y jabón antiséptico; no uséis toallitas ni leches limpiadoras. Seguidamente, secad la piel con una toalla suave haciendo pequeñas presiones (o utilizar un secador a temperatura muy baja y alejado de la piel). A continuación, aplicad una crema a modo de barrera a base de vaselina o de óxido de zinc (pasta lassar). Si hay una ulceración, poned un poco de eosina (secante) y volved a secar antes de aplicar la crema. Consejo: cuanto más tiempo tenga la zona afectada al aire libre, antes notaréis la mejoría. También es recomendable cambiar el pañal con más frecuencia.

DERMATITIS SEBORREICA DEL LACTANTE O COSTRA LÁCTEA

En los lactantes y hasta los tres años, puede aparecer dermatitis seborreica en la cabeza (a veces en las cejas, en las pestañas, en las orejas o en el pliegue de la nariz) en forma de gruesas escamas parecidas a la caspa. A menudo se manifiesta con una sensación de comezón y una secreción de pequeñas cantidades de un líquido de color amarillo claro. Puede ser debida al uso de lociones con alcohol, a una tendencia a la piel grasa o a que el bebé ha estado expuesto a temperaturas extremas. No está relacionada con una mala higiene ni resulta molesta para el bebé.

Tratamiento

Normalmente desaparece por sí sola, aunque puede eliminarse con champús y lociones específicas siempre recomendadas por el pediatra.

ECCEMA O PUNTOS ROJOS

Si el bebé tiene la piel seca, es habitual que aparezcan alergias cutáneas. Probablemente (aunque no está comprobado) sean debidas a la composición de los jabones y suavizantes para lavar la ropa. Aparecen y desaparecen a lo largo del desarrollo del bebé.

Tratamiento

Después de secar bien la piel, hidratadla intensamente con crema o aceite y sustituid los detergentes de la lavadora (no es necesario lavar a mano) por otros menos agresivos y reemplazad el suavizante por vinagre blanco (deja la ropa ligera y no huele tras el lavado).

SEQUEDAD DE LA PIEL

Una de las causas habituales es un mal secado tras el baño.

Tratamiento

Rehidratad la piel con una crema que sea nutritiva y no grasa, o con aceite de almendras dulces que podéis aplicar con un masaje.

DERMATITIS ATÓPICA O ECCEMA ATÓPICO

La dermatitis atópica es una combinación entre la sequedad de la piel y los eccemas que ya hemos descrito. Es una alergia cutánea con un componente hereditario en la mayoría de los casos. Este tipo de dermatitis se está convirtiendo prácticamente en una epidemia a causa de la multiplicación en el entorno de factores causantes de alergias.

Suele aparecer en los bebés de tres meses y afecta sobre todo al rostro, además de a la parte externa de brazos y caderas. Cuando el niño crece, los eccemas surgen con mayor frecuencia en los pliegues del cuello, las rodillas y las muñecas. Al principio, las lesiones muestran un aspecto rugoso y enrojecido, pasan por una fase en la que pueden supurar y finalmente aparece la costra.

Los eccemas producen comezón en el lactante y también inquietud al no poder rascarse.

Este tipo de trastorno evoluciona con el tiempo, alternando crisis agudas con otras más benignas. Hay que prestar atención a que las lesiones no se infecten con bacterias (impétigo) o virus (herpes).

Tratamiento

Aplicad pomadas a base de corticoides o dermocorticoides que os recomendará el pediatra. Estas pomadas no hacen que la piel sea más frágil, tampoco provocan dependencia ni conllevan ningún efecto «rebote». Estas falsas creencias son la causa de que numerosos tratamientos fracasen, puesto que los padres, por miedo a un exceso de corticoides, reducen las dosis prescritas.

REGURGITACIÓN

Todos los bebés regurgitan un poco tras la toma o incluso una hora después, expulsando una pequeña cantidad de leche, cuyo olor

182

suele ser algo desagradable ya que ha pasado por el estómago. Es normal, puesto que los recién nacidos no cuentan con todas las enzimas necesarias para una correcta digestión. No hay que confundirlo con el reflujo gastroesofágico. Para evitar las manchas en la ropa, basta con poneros una toalla sobre el hombro mientras ayudáis al bebé a expulsar el aire después de la toma. La toalla debe colocarse también en la cabecera de la cuna; es aconsejable envolverla con una funda de almohada para que el tacto sea más suave.

REFLUJO GASTROESOFÁGICO

Hablamos de reflujo gastroesofágico cuando el bebé vomita todas las tomas o, al menos, dos de ellas por día. Dos son las causas: la estenosis de píloro (vómitos frecuentes y violentos) y la disfunción de la válvula cardias, situada entre el estómago y el esófago, que es la más común (regurgitaciones frecuentes y vómitos a veces).

Los niños que sufren esta dolencia necesitan atención constante hasta aproximadamente los cuatro meses. Además, tienen dificultades para dormir a causa de los problemas digestivos.

Cuando consiguen sentarse por sí solos o empiezan a ingerir alimentos sólidos, la situación mejora en casi todos los casos.

Tratamiento

El pediatra determinará de qué tipo de reflujo se trata y será él quien decida cuál es el tratamiento más idóneo.

En el caso de la estenosis de píloro, es necesaria una intervención quirúrgica; en cuanto a la disfunción de la válvula cardias, existe un tratamiento que combina las leches antirreflujo, una medicación para mitigar las contracciones del estómago y ciertas pautas posicionales, como inclinar ligeramente al bebé e intentar que esté la mayor parte del tiempo en posición vertical hasta por lo menos los tres meses.

39

¿CUÁL ES EL BOTIQUÍN BÁSICO PARA EL BEBÉ?

Es importante que tengáis a mano ciertas cosas en caso de cualquier imprevisto, y no solo durante esta etapa, sino hasta la adolescencia de vuestro hijo.

- **Material para vendajes:**
  - Tiritas infantiles.
  - Esparadrapo en rollo.
  - Solución desinfectante (alcohol yodado).
  - Vendas elásticas.
  - Gasas.
  - Pinzas.
  - Tijeras pequeñas de puntas redondeadas.

- **Material y medicamentos para pequeñas emergencias y/o dolencias:**
  - Cánulas estériles.
  - Termómetro.
  - Linterna.
  - Supositorios antipiréticos.
  - Antitérmicos y analgésicos.

- Suero fisiológico.
- Pomada con antibiótico para heridas, erosiones, quemaduras...
- Crema contra las picaduras, insolaciones o alergias.

- **Medicamentos específicos recetados por el pediatra o por un especialista para una patología concreta.**

40

¿CUÁNDO SE DEBE CONSULTAR AL PEDIATRA?

Durante los primeros treinta días no es probable que necesitéis más asistencia médica que la habitual, puesto que no es frecuente que los recién nacidos se pongan enfermos. Y, en el caso de que así sea, debéis acudir de forma inmediata al centro médico porque las afecciones, en esta etapa, evolucionan bastante rápido.

MOTIVOS DE CONSULTA OBLIGADA

- Temperatura inferior a los 36 °C o superior a los 38 °C (fiebre).
- Piel pálida, amarillenta o entre azulada y morada (cianosis).
- Alteraciones de la piel: petequias, hematomas, ampollas, etc.
- Dificultades respiratorias.
- Vómitos frecuentes.
- Diarrea prolongada o heces con moco y/o sangre.
- Estreñimiento de varios días de evolución.
- Abdomen distendido.
- Dolor abdominal intenso que no remite.
- Disminución importante del apetito.

- Genitales alterados: hernia inguinal (aparece un bulto en la ingle que no estaba antes), inflamación de los testículos o del pene.
- Fontanelas abombadas.
- Llanto inconsolable e irritable.
- Sueño prolongado con decaimiento.
- Movimientos anormales (espasmos, convulsiones, etc.).
- Sudoración excesiva al comer.
- Atonía muscular.

De todas formas, siempre es mejor que consultéis con el pediatra antes que quedaros con la duda de no haber hecho todo lo necesario por vuestro bebé.

41

¿QUÉ SON LOS PERCENTILES?

El peso y la longitud del bebé serán registrados en una gráfica de crecimiento para tener una imagen completa de su desarrollo en el tiempo.

Estas gráficas utilizan percentiles: se trata del cálculo de medias que orienta al pediatra sobre si el bebé está creciendo con normalidad. Van del 2 al 98, aunque depende del modelo de gráficas que se elija.

Así pues, un bebé que se sitúa en el percentil 50 se encuentra justo en la mitad de la escala para su edad. No siempre se da una correspondencia entre el peso y la longitud: por ejemplo, un bebé cuyo percentil de peso sea 50 y el de longitud alcance el 80 será un bebé más alto y delgado que la media.

Normalmente, los niños se mantienen en los mismos percentiles desde el nacimiento con alguna pequeña variación.

Las tablas de percentiles son una guía muy útil para controlar el crecimiento pero no debéis obsesionaros con ellas: por ejemplo, el peso de los bebés alimentados con leche materna es habitualmente menor que el de aquellos que toman leche de fórmula.

Niños y niñas disponen de tablas diferentes puesto que crecen a ritmos distintos (los chicos suelen pesar un poco más).

Los niños que han nacido prematuros o presentan algún síndrome (Down, parálisis cerebral, etc.) requieren gráficas específicas.

42

¿DEBEMOS PONERLE VACUNAS A NUESTRO HIJO? ¿CUÁLES?

A los dos meses llega el temido momento de las vacunas. En la cita con el pediatra, además del detallado examen físico y sensorial habitual, se le administra una primera dosis de la vacuna contra la hepatitis B (a no ser que se la hayan puesto en el hospital; en tal caso, se le administra la segunda dosis). También le ponen las vacunas de la difteria, del tétanos, de la tos ferina, de la polio, del *haemophilus influenzae*, del meningococo C, del neumococo y del rotavirus.

Las vacunas pueden tener algunos efectos secundarios como fiebre e irritabilidad durante las veinticuatro horas siguientes a su administración; son síntomas normales y suelen desaparecer al día siguiente.

PROGRAMA DE VACUNACIÓN EN ESPAÑA

- **Difteria.** Enfermedad bacteriana contagiosa que causa dificultades respiratorias y que puede dañar el corazón, las glándulas y los nervios.

- *Haemophilus influenzae* **tipo b.** Bacteria responsable de la meningitis, de la septicemia (infección de la sangre) y de la neumonía.

- **Meningococo C.** Bacteria que puede causar meningitis y septicemia.

- **Neumococo.** Bacteria que causa la meningitis neumocócica, la neumonía y la septicemia, entre otras graves afecciones.

- **Paperas (parotiditis).** Enfermedad viral que puede acarrear serias complicaciones como la meningitis, la sordera y la esterilidad en los varones.

- **Polio.** Enfermedad viral altamente contagiosa que afecta al sistema nervioso central y que puede causar parálisis.

- **Rubéola (o sarampión alemán).** Enfermedad viral contagiosa con síntomas leves que, si se contrae durante el embarazo, puede causar graves daños al feto.

- **Sarampión.** Enfermedad vírica muy contagiosa que puede producir inflamación de oídos, problemas en el sistema nervioso, daños cerebrales y neumonía.

- **Tétanos.** Causada por una bacteria que penetra en el cuerpo a través de cortes o arañazos. Produce parálisis y contracciones musculares dolorosas.

- **Tos ferina.** Enfermedad muy contagiosa que provoca intensos accesos de tos convulsiva, acompañada de un sonido característico que hace el bebé al inspirar ruidosamente entre un tosido y otro. Puede causar neumonía, daños cerebrales y la muerte.

OTRAS VACUNAS

Vuestro pediatra os informará además sobre la conveniencia de administrar otras vacunas, recomendadas por la Asociación Española de Pediatría (AEP). Las más comunes son:

- **Gripe.** La AEP la recomienda a niños de grupos de riesgo (con enfermedades crónicas). Se administra entre los seis meses y los nueve años. Si se trata de la primera vacuna, se ponen dos dosis con un intervalo de un mes. Los años siguientes se administra una sola dosis.

- **Hepatitis A.** Se recomienda a niños que viajan a países con altos índice de hepatitis A o a aquellos que pertenezcan a grupos de riesgo (enfermedades crónicas del hígado o hemofilia). Se administra en dos dosis a partir de los 12 meses con un intervalo entre 6 y 12 meses.

- **Neumococo (NC13).** Contra la otitis media, la neumonía y la meningitis causada por neumococo. Precisa de tres dosis: a los 2, 4 y 15 meses.

- **Rotavirus.** Contra la gastroenteritis aguda. Se recomienda ponerla a todos los niños antes de las 24 o 26 semanas de vida.

- **Varicela.** La Asociación Española de Pediatría establece como pauta una primera dosis a los 12 o 15 meses, y una segunda, entre los 3 y 4 años.

Las estadísticas que aporta el Ministerio de Sanidad han alertado de una peligrosa tendencia que afecta a la salud de los más pequeños: muchos padres deciden no vacunar a sus hijos. Las razones subyacentes de una decisión de este calibre son diversas: la presunta toxicidad de las vacunas; valorar si compensa el riesgo frente al beneficio; un supuesto retorno a una vida más natural, etc. Un vistazo rápido sobre el curso de las enfermedades y los terribles efectos secundarios que comportan debería ser un argumento más que suficiente para vacunar a un hijo.

Hace veinticinco años se administraban vacunas para apenas cuatro enfermedades, mientras que en la actualidad es posible prevenir casi una docena. En un mundo ideal, donde todas las enfermedades estuvieran erradicadas y todos los niños que rodean a nuestros bebés estuvieran sanos, cabría la posibilidad de no vacunar, pero la realidad es muy distinta. De hecho, continuamente se tiene noticia de antiguas patologías que rebrotan a raíz de medidas temerarias como no vacunar.

¿CUÁLES SON LAS SECUELAS FÍSICAS DE LA MADRE TRAS LA CUARENTENA?

A partir de la cuarentena, la recuperación física tendría que ser más rápida, aunque no debería sorprendernos el que las madres noten que aún les queda mucho para sentirse de nuevo en plena forma. Además, el descenso hormonal desluce la piel y el cabello, que, en esta etapa, cae en una cantidad inusual.

LOS KILOS DE MÁS

Normalmente, durante el embarazo, la madre ha ganado entre 12 y 15 kilos. Tras el parto, se pierden unos 5,5 kilos y, unas seis semanas después, se produce otro descenso importante de peso, sobre todo si se alimenta al bebé con lactancia materna y si se mantiene una dieta equilibrada.

Los primeros ocho kilos extra suelen perderse con rapidez, pero las grasas acumuladas durante el primer trimestre son más resistentes. Hay que tener paciencia, ya que los últimos kilos se pierden muy poco a poco y no es momento de dietas para bajar de peso.

- Subir escaleras, caminar o dar un paseo con el bebé.
- Practicar algún ejercicio suave: yoga, natación o aqua-gym, por ejemplo.

Antes de empezar a hacer ejercicio, es mejor consultarlo con el ginecólogo.

MOLESTIAS MÁS HABITUALES

Las molestias propias del posparto ya habrán desaparecido prácticamente, pero es muy probable que aún queden algunas secuelas que, aunque no son preocupantes, pueden ser muy molestas. La mayoría de ellas aparecen porque los músculos del perineo están todavía muy relajados, por lo que hay que volver a reeducarlos (véase el capítulo 44, «¿Cómo reeducar el perineo o suelo pélvico?»).

- **Dilatación vaginal.** Tras el baño, entra aire o agua en la vagina y pueden emitirse sonidos parecidos a los gases intestinales.

- **Escapes de orina.** Suelen persistir durante semanas o, en algunos casos, incluso meses. Es importante controlar los escapes de orina para que no se conviertan en una incontinencia crónica.

- **Escapes de heces.** Son mucho menos frecuentes, y son debidos principalmente a partos con un período prolongado de dilatación, a alumbramientos con ayuda de fórceps o ventosas o si el bebé ha venido de nalgas. Se debe recurrir a la reeducación de los músculos rectales o, si la molestia persiste, a la cirugía.

- **Prolapso (descenso de órganos).** Puede ser de vejiga, de recto o de matriz. Es una afección importante que exige atención médica. Podría aparecer ahora o más adelante, durante la menopausia. En el caso de que la reeducación del perineo no sea suficiente, deberá recurrirse al uso de un pesario (aparato que se coloca en la vagina para frenar el descenso) o bien a la cirugía.

- **Estreñimiento y hemorroides.** Para su prevención y curación, véase el capítulo 25, «¿Cuáles son las principales molestias de la madre tras el parto?».

MOLESTIAS EN LOS SENOS

Como ya hemos dicho, si antes del primer mes se ha alternado la leche materna con el biberón, es posible que el bebé cambie su manera de succionar y no estimule correctamente el pecho, con lo que favorecerá la aparición de algunas dolencias que pueden ser muy dolorosas; además, la producción de leche disminuirá.

Para evitarlas, es importante que al dar de mamar el bebé esté colocado en una buena posición, es decir, que el pequeño cubra bien con la boca toda la areola (que no solo coja la punta del pezón) y extender leche (el mejor antiséptico) por el pezón después de cada toma.

- **Grietas.** Son pequeñas fisuras sangrientas que se forman en la areola del pezón. Para tratarlas, es aconsejable cubrirlo con una gasa impregnada con la propia leche o con alguna crema que ablande el tejido y que no sea perjudicial para el bebé. También pueden usarse pezoneras de silicona, que alivian el dolor pero disminuyen la lactancia, por lo que se recomienda usarlas lo imprescindible.

- **Obstrucciones.** Se trata de una congestión de los vasos sanguíneos: una zona del seno aparece hinchada, enrojecida y es tremendamente doloroso. Puede ser debido a que el bebé no mama de forma adecuada, o no vacía por completo el pecho o también por usar un sujetador demasiado apretado. Puedes masajearte el pecho durante unos minutos, aplicarle agua caliente en la ducha y amamantar al bebé el tiempo que te sea posible mientras, si te queda una mano libre, masajeas la zona con movimientos circulares y hacia el pezón. Las obstrucciones pueden durar de unas horas a unos días. Es normal tener unos grados de fiebre, pero si sube a más de 38° ya se considera mastitis.

- **Mastitis.** Suele estar provocada por una obstrucción no resuelta, con una hinchazón caliente y enrojecida y fiebre alta, acompañada muchas veces por síntomas de decaimiento. Puede producirse por una interrupción brusca de la lactancia, por lo que es necesario iniciar el destete progresivamente. Tanto para evitar su aparición como para tratarla, es conveniente usar sujetadores compresivos y aplicar agua caliente sobre el seno para aliviar la turgencia mamaria. Hay que seguir dando el pecho en la medida de lo posible. En la actualidad se está investigando el uso de probióticos como tratamiento alternativo. A veces, la leche se vuelve un poco salada y algunos bebés rechazan el pecho infectado, por lo que es fundamental drenar con un sacaleches o de forma manual. En algunos casos no se presenta fiebre ni tumefacción, aunque sí se siente un dolor intenso acompañado de pinchazos en el interior del pecho, y aparecen los llamados «puntos blancos» o «perlas de leche» en el pezón (un tapón de leche solidificada).

- **Abscesos.** Pueden aparecer en el caso de una mastitis tratada inadecuadamente o de forma tardía. Se trata de una acumulación de pus cubierta por una cápsula fibrosa que el cuerpo fabrica para aislar la zona afectada. La zona enrojecida, caliente y dolorosa se muestra ahora dura externamente pero fluctuante a la palpación. La fiebre suele desaparecer; sin embargo, el dolor es mayor. En casos graves, es posible que sea necesario hacer una incisión (tan alejada del pezón como sea posible) para colocar un catéter de drenaje. Y, en cualquier caso, es importante seguir amamantando al bebé, porque, si hay retención de leche, el cuadro empeora.

Ninguno de los casos citados afecta a la composición de la leche, por lo que se puede seguir amamantando al bebé sin riesgo para su salud.

PÉRDIDA DE TONICIDAD DEL PERINEO O SUELO PÉLVICO

El perineo engloba los músculos y ligamentos que hay entre el ano y los órganos sexuales y que sirven de sostén de la vagina, la vejiga, el recto y la matriz. A partir del cuarto mes de embarazo, el peso del bebé, del líquido amniótico y de la placenta suponen una sobrecarga extraordinaria para la zona. Con el parto vaginal, además, los tejidos se estiran y pierden el tono muscular. Obviamente, el impacto es más acusado si la expulsión se ha hecho mediante fórceps, si se trata de un embarazo múltiple, si el bebé es de gran tamaño o si se ha tenido que practicar una episiotomía.

En el capítulo siguiente, explicaremos cómo reeducarlo.

Además de las consecuencias ya descritas (dilatación vaginal, escapes de orina y prolapso, a medio o largo plazo), un perineo sin tono muscular puede conllevar una pérdida de sensibilidad durante las relaciones sexuales.

44

¿CÓMO REEDUCAR EL PERINEO O SUELO PÉLVICO?

Es importante empezar cuanto antes (lo ideal es entre seis y ocho semanas después del parto como máximo), ya que cuanto más tiempo transcurra, peor responderán los músculos de la zona.

Los ejercicios son necesarios tanto si el parto ha sido vaginal como por cesárea, ya que en este último caso el peso del bebé también atrofia la musculatura:

- **Contracción del perineo.** Debes sentarte frente a un espejo y contraer la vagina y el ano; de ese modo comprobarás cómo la uretra y la vagina se cierran ascendiendo hacia el interior del cuerpo.

- **Reeducación manual.** Se colocan dos dedos en el interior de la vagina y se determina la intensidad y la calidad de las contracciones. Un especialista en el tema podrá enseñar a la madre diferentes ejercicios de contracción y resistencia para aprender a trabajar los diferentes músculos.

- **Electroestimulación.** Es una terapia similar a la manual pero utilizando una sonda vaginal que descarga una estimulación eléctrica que provoca una contracción involuntaria. La electroestimulación es necesaria cuando no se notan las contracciones o si el perineo está muy debilitado. En este caso, el tratamiento debe iniciarse un poco más adelante, para garantizar que los tejidos estén totalmente cicatrizados.

- **Biofeedback.** Combina los dos métodos anteriores: se usa una sonda vaginal pero no hay estimulación eléctrica, sino que la paciente comprueba la potencia de sus contracciones a través de un programa informático.

- **Bolas chinas.** Aunque en nuestra sociedad se asocia más a un juguete sexual, en Asia se empleaban principalmente para muscular el perineo y facilitar así la recuperación tras el parto, pero también para aportar más satisfacción en la relación de pareja. Al colocar las bolas dentro de la vagina, el perineo se contrae para aguantar el peso y, a medida que los músculos se van reeducando, es posible mantenerlas en el interior durante más tiempo.

45

¿CÓMO SE CREAN LOS VÍNCULOS AFECTIVOS CON EL BEBÉ?

Traer un bebé a este mundo no implica sentir desde el primer instante un vínculo especial con él. Hay personas que se «enamoran» a primera vista de sus pequeños, mientras que otras sencillamente tardan un poco más. Eso sí, no hay que obsesionarse con ello, ya que algunos estudios señalan que entre el 25 y el 40 por ciento de los padres muestran cierta indiferencia ante el recién nacido. Y es que ese «lazo especial» puede tardar unos días en aparecer, entre otras cosas porque, aunque esperabais ese bebé con ilusión, es normal que sintáis cierta angustia por la responsabilidad que conlleva.

En cualquier caso, no hay que dejarse presionar (ni presionarse uno mismo, por supuesto), dado que este tipo de vínculos pueden tardar algún tiempo en crearse y en consolidarse. Aunque la paciencia es un aliado inestimable, existen maneras de estimular esos lazos afectivos o de reforzarlos.

- Tocad, abrazad y sostened lo más a menudo posible a vuestro hijo; cualquier circunstancia es buena. Pegado a vuestro pecho, el bebé sentirá los latidos del corazón y vosotros notaréis los suyos. En el caso de que esté en la incubadora, no debéis preocuparos: dispondréis más delante de todo el tiempo del mundo para reforzar esos vínculos.
- Tan importante como acariciar al recién nacido es hablarle en un tono dulce y amable que le ayudará a familiarizarse con vosotros.
- Mirad al bebé a los ojos. Aunque su vista no está aún del todo desarrollada, este gesto hará que sintáis una gran ternura hacia el pequeño. Eso sí, no esperéis que os devuelva la mirada, porque aún está ejercitándola y, sobre todo, está aprendiendo a reconocer a aquellos que está viendo.

Para el padre, siempre que sea posible, estar presente en el parto es una experiencia emocionante que asienta los lazos con el bebé. Y si no ha sido posible estar presente, hay un montón de pequeños momentos y acciones que os ayudarán a crear vínculos afectivos con vuestro hijo.

46

¿CÓMO SABREMOS SI SOMOS BUENOS PADRES?

La mayoría de los padres confiesan no sentirse preparados; de hecho, ¿quién lo está? Nadie está suficientemente capacitado para aguantar cuatro horas diarias de llanto y seguir con el mejor de los ánimos el ritmo vital del bebé, al tiempo que se intenta mantener la rutina diaria. Así pues, la desorientación inicial es natural.

El deseo de ser un buen padre o una buena madre debe situarse en un marco que se ajuste a la realidad, ya que no existe una fórmula única ni soluciones que convengan a todos; de modo que de poco sirve obsesionarse con un ideal.

Véanse también los capítulos 26, 28, 47, y 48, «¿Por qué me siento triste?», «¿Qué hacer al llegar a casa?», «¿Qué es la depresión posparto?» y «¿El padre también puede sentirse deprimido?».

ALGUNOS CONSEJOS

- Estableced desde el principio unos límites claros o pautas educativas, siempre desde el amor y el respeto hacia el bebé y hacia su evolución natural.

- Relajaos, ya que no es tan complicado como parece: nadie nace enseñado y vosotros no sois ningún superman ni ninguna superwoman.
- Tomaos el tiempo necesario para vosotros y para empezar a «conocer» a vuestro hijo.
- Solicitad ayuda. Y también pedid a vuestro entorno que no os agobien con demasiados consejos, ya que lo que para unos funciona para otros quizá no.

47

¿QUÉ ES LA DEPRESIÓN POSPARTO?

Si tras los 10 o 15 primeros días, en los que es normal experimentar lo que llamamos «melancolía de la maternidad», la madre sigue sumida en un estado de abatimiento, hay que actuar enseguida para que no desemboque en la temida depresión posparto, ya que, con mayor o menor intensidad, ocho de cada diez mujeres la sufren.

Un recurso efectivo para aliviar esta situación es que la madre pueda hablar de sus sentimientos con aquellos que la rodean. Se trata de que logre recuperar la autonomía, la seguridad y la independencia que, en estos momentos, no consigue alcanzar. Es fundamental que recupere el bienestar emocional, que es tan importante como el bienestar físico.

El posparto ya es especialmente duro en cuanto a desgaste físico y a secuelas posteriores, como para encima asumir, de un día para otro, tantísimos cambios en el ámbito personal.

CAUSAS

- Probablemente tu cuerpo ha sufrido un cambio definitivo, y esto puede producirte cierta desconfianza hacia tu nuevo aspecto.

- El estrés que produce estar pendiente del bebé durante veinticuatro horas al día y no tener prácticamente ni un momento para ti.
- La responsabilidad enorme que implica ser madre.
- Adaptarse poco a poco al niño. También es verdad que ciertos bebés, sobre todo al principio, tienen unos ritmos impredecibles debidos a su nueva situación, y algunos pueden mostrarse especialmente exigentes y con variaciones de carácter.

SÍNTOMAS

- La melancolía posparto persiste después de las dos semanas tras el nacimiento del bebé.
- Cambios bruscos de humor, tristeza, ansiedad, insomnio o crisis de llanto.
- Sentimientos de duda, culpa, inutilidad, frustración.
- Incapacidad de dormir aun cuando se está cansada.
- Trastornos del apetito.
- Preocupación obsesiva por el bebé, o todo lo contrario: indiferencia hacia el bebé o hacia otros miembros de la familia.
- Preocupación obsesiva ante la posibilidad de dañar al bebé o a sí misma, o todo lo contrario: cierta tendencia a autolesionarse o a lesionar al bebé.

ALGUNOS CONSEJOS

- Estar atenta. Con frecuencia se detecta cuando ya está del todo declarada.

- Reconocer que es una enfermedad. Y, como tal, debe tratarse con el apoyo de un profesional.
- Dieta equilibrada y energética. La prioridad, en estos momentos, es luchar contra el cansancio, por lo que un buen estado físico es fundamental. No es momento de dietas que provoquen carencias en el organismo; ya se perderán los kilos sobrantes, aunque poco a poco y durante los meses siguientes. Se deben tomar batidos de frutas o zumos naturales, ya que las bajadas de azúcar influyen en los cambios de humor, y la deshidratación se vincula a la ansiedad.
- Hacer ejercicio. Caminar o pasear con el bebé resulta muy beneficioso. Algunos ejercicios suaves como el yoga o la natación pueden contribuir muy favorablemente al bienestar de la madre
- Dormir. Aprovecha para dormir cuando tu bebé esté descansando, ya que se ha demostrado que un factor causante de este tipo de depresión es la falta de sueño que padece la madre cuando alimenta a su hijo. Véase también el capítulo 26, «¿Por qué me siento triste?».
- Mimarse. Intenta disponer como mínimo de 15 minutos al día para dedicarlos exclusivamente a ti. Regálate un masaje, una sesión de manicura, etc.

¿CÓMO PUEDE AYUDAR EL PADRE?

- Ofreciendo un apoyo constante.
- Implicándose más en las tareas del hogar y en el cuidado y la atención del bebé. Y, si es posible, reducir la jornada laboral.

- Animando a la madre a tomarse un respiro: un pequeño paseo, un baño relajante, etc.
- Ocupándose también de alimentar al bebé por la noche si este toma biberón o ayudar a la madre a que se sienta cómoda mientras da el pecho.

48

¿EL PADRE TAMBIÉN PUEDE SENTIRSE DEPRIMIDO?

Es normal que el padre experimente ciertos cambios de humor, tristeza o ansiedad, dudas y preocupaciones, ya que también para él es una nueva etapa de la vida. Y, al igual que las mujeres, aunque en menor medida, la falta de sueño les afecta. En definitiva, los hombres también atraviesan una etapa de confusión y de emociones en conflicto.

CAUSAS

- Un cambio radical de vida.
- Temor a no estar a la altura de las propias expectativas y a no ser capaz de proveer a la familia de las necesidades básicas.
- No sentirse lo suficientemente preparado.
- Incertidumbre de no ser capaz de proteger al bebé a medida que crezca.
- Inadaptabilidad al cambio de prioridades.
- Sentimiento de abandono debido al vínculo entre madre e hijo, sensación de estar en un segundo plano.
- Pérdida de libertad.

SÍNTOMAS

- Fatiga continuada.
- Cefaleas.
- Angustia.
- Irritabilidad.
- Alteraciones oculares.

ALGUNOS CONSEJOS

- Verbalizar los temores, comunicarse con la pareja y con los más allegados.
- Evitar alimentar la ansiedad.
- No tomarse de forma personal el rechazo que pueda sentir el bebé hacia el padre, ya que para él lo más importante es su madre.
- Fortalecer la relación con la pareja.
- Reforzar la relación con el bebé mediante el baño, juegos, masajes o cambio de pañales.

49

¿CÓMO RECUPERAR LA RELACIÓN DE PAREJA?

Es evidente que el nacimiento de un hijo provoca un profundo cambio en la pareja: ahora sois una familia, desempeñáis un nuevo papel, debéis asumir nuevas responsabilidades y es probable que entréis en un círculo vicioso de reproches, malentendidos e insatisfacciones; la comunicación en la pareja se llena entonces de juicios negativos. Asimismo, el modelo de crianza en el cual la madre se queda a cargo del pequeño mientras que el padre debe reincorporarse rápidamente al mundo laboral no contribuye a mejorar la situación. Y es que el trabajo que se supone que conlleva cuidar a un bebé nada tiene que ver con la realidad.

SÍNTOMAS DE QUE ALGO FALLA EN LA RELACIÓN

- Alejamiento progresivo.
- Desaparición de la comunicación empática.
- Discusiones constantes.
- Sensación de infelicidad.
- Sensación de abandono.
- Sensación de soledad.

- Falta de confianza mutua.
- Infidelidad.
- Disminución o ausencia total de la libido, tanto en el hombre como en la mujer.

- Estad preparados para afrontar la desilusión. Informaos, preguntad o relacionaos con otras parejas con hijos antes de que el bebé nazca, para anticiparos a los problemas que puedan aparecer.
- Aceptad que no hay madres ni padres perfectos.
- Aprended a escuchar de forma empática.
- Miraos el uno al otro: es el momento de volver a pensar en vosotros.
- Dialogad. Es importantísimo para ambos compartir vuestros miedos, vuestras angustias, etc.
- Atajad las discusiones que no tienen una resolución inmediata. Hay que evitar los temas conflictivos, especialmente si estáis agotados.
- Fomentad el espíritu de equipo y repartid las tareas del hogar y el cuidado del bebé. Debéis buscar la complicidad mutua para afrontar las dificultades y disfrutar de los buenos momentos.
- Estableced de forma conjunta cuáles son las prioridades.
- No dejéis de salir porque vuestro hijo sea demasiado pequeño. Tan solo una hora juntos obrará maravillas en vuestra relación.

- Reencontraos como pareja: además de salir de vez en cuando, dedicad 15 minutos cada día a hablar de temas que no estén relacionados con el bebé.
- Recuperad el territorio amoroso. No olvidéis que, antes de ser padres, erais una pareja; buscad espacios y momentos para una caricia o un abrazo.
- Reiniciad, después de la cuarentena y en la medida de lo posible, las relaciones sexuales.
- Buscad apoyo de un tercero o de un especialista si no conseguís mantener un buen diálogo.

¿CÓMO COMBATIR LOS CELOS DEL HERMANO MAYOR?

Aunque esta no sea vuestra primera experiencia como padres, lo que sí os resultará novedoso es ver cómo vuestro hijo o hija mayor reacciona ante la llegada del nuevo miembro de la familia. Como progenitores, vuestro deber es ayudar a gestionar las emociones contradictorias que muy pronto experimentará, sobre todo a medida que el recién nacido interactúe más con los adultos.

Es muy posible también que intente reclamar la atención que siente que el hermano pequeño le ha arrebatado.

CAUSAS

- El recién nacido es el centro de atención de cuantos le rodean.
- Debe compartir a sus padres con el recién llegado.
- Sufre inseguridad respecto al lugar que ocupará en la nueva estructura familiar.
- Tiene miedo a la novedad.
- Su rutina y su mundo han cambiado por completo y para siempre.

- Tiene llantos y pataletas más o menos continuados.
- Intenta lastimar al recién nacido.
- Rompe juguetes.
- Dibuja cosas negativas.
- Tiene una conducta regresiva. Por ejemplo, vuelve a mojar la cama o a chuparse el pulgar, o habla balbuceando como si fuera de nuevo un bebé.

ALGUNOS CONSEJOS

- Involucradlo en el proceso, desde el inicio del embarazo, para fomentar en él el sentido de la responsabilidad: animadlo a colaborar en la decoración de la habitación del bebé, a que escoja los nuevos juguetes, a que proponga nombres para su hermanito, etc.
- Dadle un papel importante en el nacimiento del bebé. Si no es demasiado pequeño, podría ser él quien informe al resto de los amigos y familiares de que su hermanito ya ha nacido. Ser el emisario de la buena nueva hará que se sienta especial al compartir ese momento.
- Hay que procurar evitar el impacto que puede producirle al niño ver a su madre en el hospital, especialmente si ha sufrido una cesárea y está aún sondada.
- No le reprendáis si quiere meterse en la cuna o toquetear los pañales o chupetes (ya los esterilizaréis después).
- Explicadle qué significa tener un bebé en casa, pues es fundamental que vuestro hijo mayor sepa que no se trata de un compañero de juegos y que, durante los primeros meses,

esa personita se limitará a dormir y a comer. Además, el bebé llorará y eso puede generar cierta ansiedad en el hermano. Una buena manera de ayudarle a comprender consiste en mostrarle fotos de cuando él mismo era un bebé y explicarle cómo lo cuidabais.

- Enseñadle cómo se cuida de un bebé y cómo debe relacionarse con él antes de que este nazca. Podéis impartirle un cursillo divertido, en el que aprenda a sostener en brazos al bebé, con la ayuda de un muñeco, y qué cuidados requiere durante los primeros meses.
- Intentad que pase momentos en exclusiva con la madre, para compartir mimos y confidencias. El hermano mayor no debe sentirse desplazado o abandonado debido a la llegada del bebé.
- Dejad que coja al bebé en brazos, siempre y cuando tenga la edad suficiente para hacerlo, y con las debidas precauciones: ambos sentados y con un adulto al lado.
- Dadle la opción de colaborar, si le apetece: empujar el carrito, ayudar en el baño o con el cambio de pañal, etc. Pero, si no quiere, hay que respetarlo y no presionarlo.
- Prestadle más atención dedicándole más tiempo con actividades que le gusten: dibujar, pasear, jugar a la pelota, ver una película, etc.
- Sed pacientes si, a pesar de todos vuestros esfuerzos, muestra cierto sentimiento de abandono, de rabia o celos; por otra parte, algo natural en una situación como esta. Hay que dejar que libere su frustración, ya sea en forma de pataleta, crisis de llanto, etc., y mostrarle vuestro apoyo.
- Transmitidle seguridad. Se sentirá más tranquilo si ve que estáis pendientes de él y de su bienestar, y si sabe que puede hablaros de sus sentimientos de inseguridad.

- Marcadle unos límites muy claros en relación con su conducta. Por muy disgustado que se sienta vuestro hijo, no tiene más remedio que entender que jamás debe lastimar al bebé.